Kinesiologie in Alltag, Schule und Beruf

Katharina B. Gattiker

Kinesiologie
in Alltag, Schule und Beruf

Urania

Hinweis

Die Informationen und Ratschläge in diesem Buch sind von der Autorin, dem Verlag und seiner Beauftragten sorgfältig erwogen und geprüft. Dennoch kann eine Garantie nicht übernommen werden. Eine Haftung der Autorin bzw. des Verlags und seiner Beauftragten für Personen-, Sach- und Vermögensschäden ist ausgeschlossen.

1. Auflage 2001
ISBN 3-9086-53-19-3

Koordination und Textbearbeitung: AMS Autoren- und Medienservice, Reute
Umschlaggestaltung und Illustrationen: AMS/Stefan Heß
Lithos: EBV-Studio Kern, Freiburg i. Br.
Layout und Satz: AMS/Rudolf Kempf
Druck: Printer Trento, Trento
Printed in Italy

Inhalt

Statt eines Vorworts
Antworten auf häufig gestellte Fragen

An wen richtet sich das vorliegende Buch?

- An alle, die mitten im anspruchsvollen Berufsleben stehen, daneben ihre familiären, emotionalen, sozialen, sportlichen und Weiterbildungswünsche, -ansprüche und -verpflichtungen haben, und die wissen möchten, wie die Kinesiologie sie bei all diesen vielfältigen Aufgaben schnell und tiefenwirksam unterstützen kann.
- An Angehörige und PartnerInnen, die sich informieren oder Rat finden möchten, wie sie ihren Partnern, Kindern oder MitarbeiterInnen helfen können, mit Stress umzugehen oder ihre Persönlichkeit zu entfalten.
- An interessierte Laien, die sich mit der Kinesiologie näher vertraut machen möchten.
- An alle, die schon einen oder mehrere Kinesiologie-Kurse besucht haben und ihr Wissen vertiefen möchten.
- An Menschen, die sich freiwillig oder unfreiwillig in Veränderungsprozessen befinden und die anhand der geschilderten Fallbeispiele lernen möchten, wie man sich und seine eigenen Stärken besser kennen lernen und seinem ureigensten Potenzial näher kommen kann.

Was ist neu an diesem Buch?

Dieses Buch ist weder ein neues Fachbuch, das eine oder mehrere Techniken sowie kinesiologische Kursprogramme betont fachspezifisch zu beschreiben versucht, noch ein Sachbuch oder Ratgeber mit unseriösen Erfolgsversprechungen, sondern ein Buch, das alles verständlich machen will, ohne dabei etwas unzulässig zu verwässern, und Lebenshilfe leisten möchte auf der Grundlage meiner eigenen Erfahrungen als Kinesiologin.

Ich habe daher versucht, die Kinesiologie in einen größeren Zusammenhang zu stellen und die alten und neuen Wurzeln aus allen Kulturen und Traditionen aufzuzeigen. Dazu gehören vor allem die bisher übersehene Verwurzelung in unserem eigenen europäischen Kulturkreis, insbesondere die energetischen Praktiken.

Beschrieben werden auch die neueren wissenschaftlich begründeten kinesiologischen Programme.

Neu sind auch die ausführlichen Fallbeschreibungen, anhand derer die Zusammenhänge deutlicher aufgezeigt werden, statt für Laien unverständliche Fachbegriffe aneinander zu reihen.

Wie heißen die Ziele der Kinesiologie und auch dieses Buches?

Besser zu lernen, sein eigenes Potenzial zu entfalten. Mehr zu sich selbst zu finden, statt ein völlig anderer zu werden. Die Balance zu finden – das heißt auch, den eigenen unsicheren Weg (statt der vielbefahrenen Autobahn) aufzufinden und zu gehen. Weitere Ziele können das Auflösen von jahrzehntealten emotionalen Blockaden sein oder besseres Überstehen von Krankheiten, Operationen und schwierigen Behandlungen.

Gibt es auf Grund kinesiologischer Anwendungen mehr Trennungen oder Scheidungen?

Wenn Partnerschaften oder Ehen auf einem großen Ungleichgewicht beruhen – dass nämlich die/der eine sich immer auf Kosten der/des anderen durchsetzt, sich Vorrechte herausnimmt, andere ausnutzt und verletzt, dann kann es sein, dass der oder die Unterdrückte darunter leidet und Hilfe von außen braucht. Naturgemäß suchen viel mehr „Opfer" als „Täter" Hilfe in der Kinesiologie oder im Rahmen anderer Therapien. In der Kinesiologie wird jedoch eine „Balance" immer mit dem Zusatz: „Zum Wohl von dir und deiner Umgebung" begleitet. Nach meiner Erfahrung führt die Instanz Körperweisheit nie auf rein egoistische Ziele hin.

Ist die Kinesiologie nicht viel zu simpel und zu einfach?

Vielen Menschen konnte schon verblüffend schnell und tiefenwirksam geholfen werden durch eine Mischung von mentaler Zielsetzung, einem positiven Zielsatz, kombiniert mit speziellen Übungen plus Energiearbeit: Eine solche Arbeit ist im wahrsten Sinne des Wortes multidimensional. Vor allem bei energetischen Blockaden können häufig erstaunliche Erfolge verbucht werden. Diese sind jedoch nur dann von Dauer, wenn sie von einer Änderung in der Lebenseinstellung oder im Verhalten begleitet werden.

Zum Aufbau des Buches

Der erste Teil des Buches widmet sich der Theorie, den Wurzeln, der Anwendung, den Anforderungen, der Ausbildung und Qualifikationen sowie der Beschreibung des wichtigsten Instruments: dem Muskeltest. Die häufigsten Fachbegriffe werden erklärt und sind kurz beschrieben im ausführlichen Glossar. Im zweiten Teil finden sich 20 Fallbeispiele – typische Geschichten meiner Klienten aus der modernen Berufswelt, aus dem Alltag, wo ich zu beschreiben versuche, wie die Dinge zusammenhängen. Dies betrifft sowohl die multifaktoriellen Beschwerden – es ist nie eine Ursache allein, die eine Beschwerde, ein Problem, eine Krankheit hervorruft – als auch die therapeutischen Methoden. Auch hier ist es selten eine Methode allein, die die Verbesserung der Befindlichkeit und die Leistungsförderung bringt, sondern eine Kombination vieler alter und neuer Techniken, gepaart mit Einfühlungsvermögen und Intuition.

Das Hauptziel dieses Buches: möglichst viele Menschen darauf aufmerksam zu machen, dass es einfache Wege gibt, seine persönliche Kompetenz zu erweitern und frei(er) zu werden

Katharina B. Gattiker

Theorie

Was ist Kinesiologie?

Wurzeln der Kinesiologie – historische und wissenschaftliche Begründung

Der Muskeltest

Lernen und Stress

Anwendungsmöglichkeiten der Kinesiologie

Was ist Kinesiologie?

Definition

Kinesiologie ist keine neue medizinische Heil- oder Therapieform. Sie ist vielmehr eine moderne Synthese vieler traditioneller Heilmethoden. Unter dem Begriff „Angewandte Kinesiologie" wird gemäß Definition der Deutschen Gesellschaft für Angewandte Kinesiologie e. V. ein weites Spektrum von Methoden zur Förderung und zum Training körperlicher Fähigkeiten, intellektueller Kompetenz und emotionaler Ausgeglichenheit zusammengefasst.

Es gibt verschiedene Ansätze und Wege; allen gemeinsam ist die Nutzung neuer Kommunikations- und Feedbackmittel (damit ist der Muskeltest gemeint) sowie die Anwendung dieser Mittel für Lernprozesse in allen Bereichen des Lebens. Die Kinesiologie wirkt auf einer übergeordneten Energieebene, quasi der „Steuerungsebene" des Menschen – auf der Ebene der Elektronik, nicht der Mechanik, wenn man den Vergleich mit einer von Menschen gebauten Maschine zieht. Diese „Steuerungsebene" des Menschen ist energetisch.

Die Energie selbst verläuft in bestimmten Bahnen, den Meridianen. Meridiane sind feinstoffliche Energiebahnen im menschlichen Körper, in denen die (elektrische) Lebensenergie Chi fließt. Das Konzept des Chi stammt aus der chinesischen Medizin und findet seit über 4000 Jahren Anwendung in der Akupunktur. Die Energie in den Meridianen kann mit entsprechenden Geräten gemessen werden. Meridiane verbinden Muskeln, Körperteile, Sehnen, Organe, Drüsen, Emotionen und Hirnbereiche.

Weitere Einzelheiten über Meridiane entnehmen Sie nebenstehender Übersicht, in der auch – modifiziert nach John Diamond – die dazu gehörenden Emotionen, Qualitäten und Zielsätze enthalten sind.

Ziele der Kinesiologie

Die Deutsche Gesellschaft für Angewandte Kinesiologie definiert in ihrem aktuellen Merkblatt das Ziel der Kinesiologie wie folgt: „Die durch die AK (Angewandte Kinesiologie) angeregten Lernprozesse beruhen wie alles Lernen auf Kommunikation und sind somit individuell. Erst wenn der Lernende durch Feedbackschleifen (gemeint ist, dass der Muskeltest am Anfang einer Balance abgeschaltet ist und am Schluss der kinesiologischen Sitzung hält) für sich sichergestellt hat, dass sein Ziel erreicht wurde, ist ein Lernprozess vollständig integriert. Daran können sich natürlich weitere Lernschritte anschließen, und dieser Ablauf wird in der AK ‚Balance' genannt. Die Intention jeder Balance ist Kompetenzerweiterung und die Förderung von Selbsterkenntnis und Selbstständigkeit beim Lernenden."

Die Kinesiologie arbeitet positiv und lösungsbezogen, d. h. sie befasst sich

Meridiane, die dazu gehörenden Emotionen, Qualitäten und Zielsätze

ZG: Zentral: Selbstachtung, Überwältigung, Schüchternheit, Erfolg, Scham. Zielsatz: „Ich darf erfolgreich sein"

GG: Gouverneur: Verlegenheit, mangelnder Schutz, Unterstützung, Ehrlichkeit, Wahrheit (Mangel an) Vertrauen. Zielsatz: „Ich bin vom Universum unterstützt"

Magen: Zufriedenheit, Freude an Genüssen, Enttäuschung, Entbehrung, Hunger, Übelkeit, Abscheu, Zweifel, Gier/Leere, Mitleid, Einfühlung. Zielsatz: „Ich bin glücklich und gesegnet"

MP: Milz-Pankreas: Anerkennung, Ablehnung, Zutrauen, Sorgen, Zuversicht, Urvertrauen, Geborgenheit, Neid. Zielsatz: „Ich habe Vertrauen in die Zukunft".

HE: Herz: Freude, Liebe, Vergebung, Selbstwert, Selbstachtung, Hass, Öffnung, Verletzung, Zumachen. Zielsatz: „Ich mag mich, so wie ich bin, und habe für andere Verständnis"

Dü: Dünndarm: Lebensfreude, Ebenbürtigkeit, geschätzt / nicht geschätzt, nähren, aufnehmen. Zielsatz: „Ich lerne aus allen Lebenserfahrungen"

NI: Niere: Partnerschaft, handeln, (un)entschieden, Angst, Furcht, Phobie, Sexualität, rücksichtslos, schöpferische und sexuelle Kreativität. Zielsatz: „Ich liebe es lebendig zu sein"

BL: Blase: Selbstbestimmung, innerer Friede/Führung, Mut Panik, Entsetzen, aufrichtig, Zuversicht, Mut. Zielsatz: „Ich habe mein Leben selbst in der Hand"

3E: Dreifach-Erwärmer: Leicht und beschwingt, Leistung, Stress, Erschöpfung, Depression, einsam, verzweifelt, freudig erregt, Hoffnung(slosigkeit), Verzagen. Zielsatz: „Alles entwickelt sich richtig für mich"

KS: Kreislauf-Sexus: Entspannung, verantwortlich, in alten Mustern nachhängen, bedauern, leben wie wenn es noch so wäre, starrköpfig, Hysterie, Eifersucht. Zielsatz: „Ich übernehme Verantwortung für mich"

GB: Gallenblase: Liebe/Zorn, Wut, Leidenschaft (ungelebt: Migräne), bestimmt, Wahl, hilflos, passiv. Zielsatz: „Ich treffe immer eine positive Entscheidung"

LE: Leber: Umwandlung, inneres Lächeln, stilles Glück, Empörung, Zorn, Groll. Zielsatz: „Ich heisse günstige Veränderungen willkommen"

Lu: Lunge: sicher im Austausch und Kommunikation, Demut/Hochmut, Bescheidenheit, Geringschätzung, falscher Stolz, (In)Toleranz, Reue, Vorurteil, Verachtung. Zielsatz: „Ich bin demütig vor den Wundern des Universums"

Di: Dickdarm: Ur-Selbstvertrauen, Selbstwert, Schuld, Kummer, Bedauern, Befreiung, Loslassen, (un)barmherzig. Zielsatz: „Ich lasse die Vergangenheit los, um Raum für nützliche Veränderungen zu schaffen".

(Nach John Diamond „Die heilende Kraft der Emotionen")

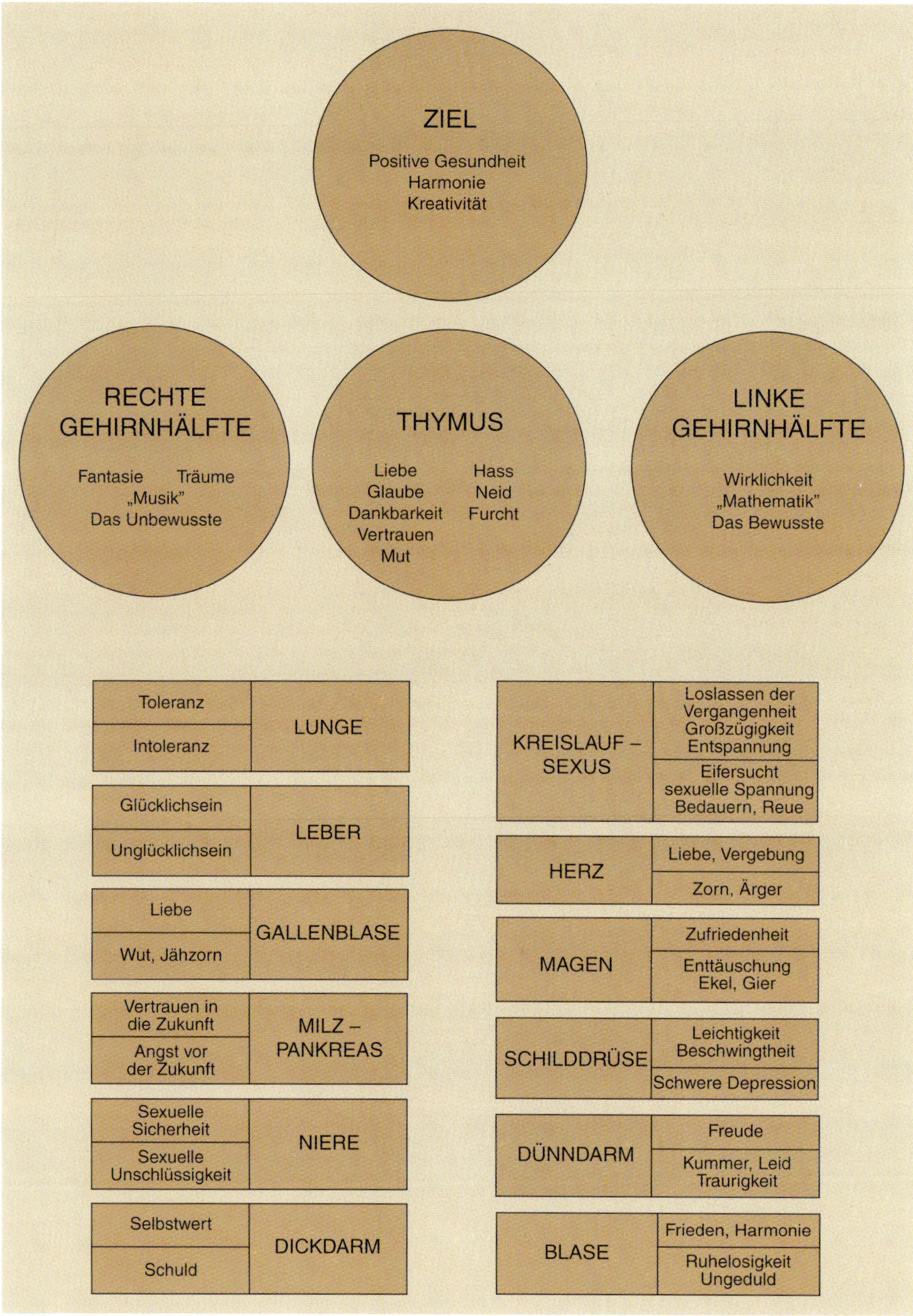
ZIEL
Positive Gesundheit
Harmonie
Kreativität
RECHTE GEHIRNHÄLFTE
Fantasie Träume
„Musik"
Das Unbewusste
THYMUS
Liebe
Glaube
Dankbarkeit
Vertrauen
Mut
Hass
Neid
Furcht
LINKE GEHIRNHÄLFTE
Wirklichkeit
„Mathematik"
Das Bewusste
Toleranz
Intoleranz
LUNGE
Glücklichsein
Unglücklichsein
LEBER
Liebe
Wut, Jähzorn
GALLENBLASE
Vertrauen in die Zukunft
Angst vor der Zukunft
MILZ – PANKREAS
Sexuelle Sicherheit
Sexuelle Unschlüssigkeit
NIERE
Selbstwert
Schuld
DICKDARM
KREISLAUF – SEXUS
Loslassen der Vergangenheit
Großzügigkeit
Entspannung
Eifersucht
sexuelle Spannung
Bedauern, Reue
HERZ
Liebe, Vergebung
Zorn, Ärger
MAGEN
Zufriedenheit
Enttäuschung
Ekel, Gier
SCHILDDRÜSE
Leichtigkeit
Beschwingtheit
Schwere Depression
DÜNNDARM
Freude
Kummer, Leid
Traurigkeit
BLASE
Frieden, Harmonie
Ruhelosigkeit
Ungeduld

nicht länger als unbedingt erforderlich mit der Analyse oder den negativen Aspekten eines Problems. Sie dient außerdem der

- Leistungssteigerung
- Entfaltung des in jedem Menschen innewohnenden Potenzials
- Kompetenzerweiterung
- Überwindung oder Stärkung bei Problemen irgendwelcher Art
- Begleitung bei Heilungsprozessen
- Gesundheitsförderung und Prävention.

Ganzheitliche Steuerung durch Energiefluss

Jeder Mensch kennt an sich selbst den Zustand, dass alle Energien frei fließen – man fühlt sich wohl, relativ glücklich, ausgeglichen, gesund, fit und für den Alltag gerüstet. In diesem Zustand ist auch das Immunsystem intakt, man ist nicht krankheitsanfällig. Andererseits spürt man wohl, wenn das energetische Gleichgewicht, die Balance, nicht stimmt: Man fühlt sich unwohl, allergische Symptome können sich verstärken, Müdigkeit, Konzentrationsstörungen, diffuse Beschwerden oder Schmerzen beeinträchtigen den Alltag. Aus diesem Grund werden häufig nur Beruhigungsmittel mit unangenehmen Nebenwirkungen verschrieben.

Wie mit klarer Zielsetzung der emotionale Zustand verbessert und wie eine höhere Lebensenergie erreicht werden kann, zeigt nebenstehende Grafik nach John Diamond.

Kulturelle Hintergründe der Kinesiologie

Jede große Kultur hatte oder hat ihre eigene Energielehre. Allen gemeinsam ist der Grundsatz, dass Gesundheit etwas Fließendes ist. Die Gesundheit wird nicht allein von körperlich-biologischen, chemischen und physikalischen Prozessen gesteuert, sondern es gelten darüber hinaus Energiegesetze, die bestimmen, ob ein Mensch gesund oder krank ist und ob bzw. wie er nach einer Krankheit wieder gesund wird. Alle Energielehren basieren auf der Erkenntnis, dass Gesundheit und seelisches Gleichgewicht zusammengehören und nicht losgelöst voneinander betrachtet oder behandelt werden können. Auch in der abendländischen Kultur gibt es das Modell der vier Elemente, deren Entsprechungen sich in der Säfte-Lehre, der Astrologie, der Kabbala und dem Tarot sowie im Mineralien- und Pflanzenreich wiederfinden.

Das Konzept dieser Energielehren aus allen Kulturkreisen ist grundsätzlich ganzheitlich. Das heißt, Körper, Seele und Geist sind durch Netzwerke, die miteinander kommunizieren, untrennbar verbunden. So standen chinesische Ärzte dem bei uns eher abfällig gebrauchten Begriff „psychosomatisch" schon immer verständnislos gegenüber, denn ein Mensch in seiner Gesamtheit hat im Fall irgendwelcher Störungen ganzheitliche Probleme, die sich auf Körper, Seele und Geist auswirken und die daher auch ganzheitlich angegangen werden müssen, will man die

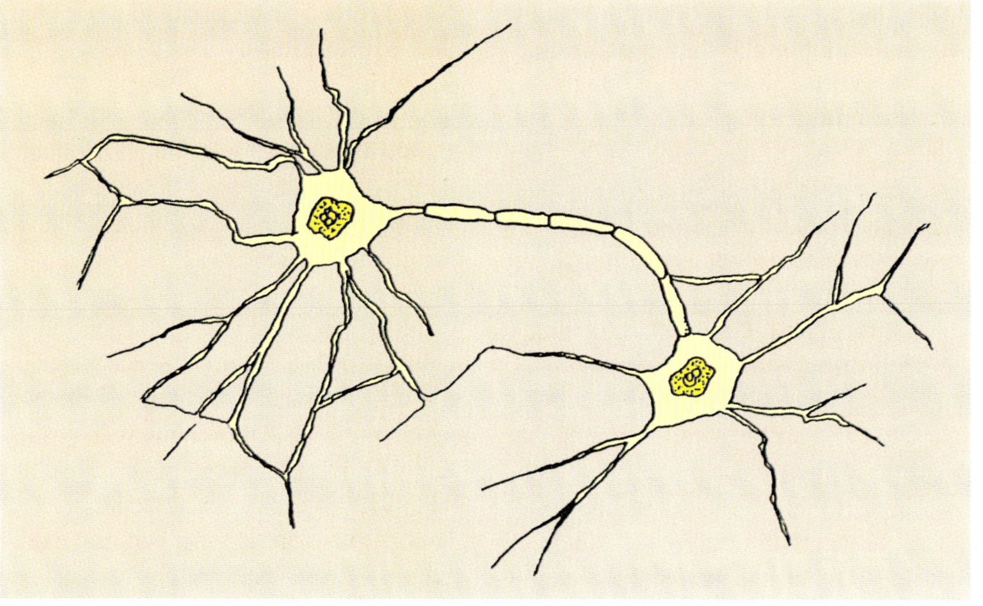

Energiebewegungen. Unser Gehirn verfügt über Milliarden winziger Nervenzellen, Neuronen genannt. Wie Telefonleitungen stehen sie in Verbindung zu verschiedenen Nervenbahnen im Körper. Wenn Sie Energiebewegungen machen, ist es so, als ob Sie Verbindungen herstellen, damit Ihr inneres Kommunikationssystem optimal funktioniert.

Störungen nachhaltig beseitigen bzw. die Probleme wirkungsvoll lösen. Die Kinesiologie ist also eine ganzheitliche Methode, die keinen Aspekt außer Acht lässt, der zu einer Krankheit, zu einer Blockade, zu einem Syndrom oder zu einem mangelnden Wohlbefinden (= Vorstadium einer Krankheit) führt. Wo, wie und in welchen Ländern sich die Elemente aller Energietraditionen der Kinesiologie finden bzw. darstellen, soll folgender Abschnitt veranschaulichen:

China

In der chinesischen Medizin arbeitet man seit mindestens 4000 Jahren mit dem Wissen um Energiesysteme. Die Akupunktur bedient sich der Energieleitungen im Körper, genannt *Meridiane,* um das energetische Gleichgewicht des Menschen festzustellen oder in Ordnung zu bringen. Die Energieebene des Menschen kann aber auch durch andere Faktoren beeinflusst werden: durch richtige oder falsche Ernährung und entsprechende Lebensführung, durch die innere Einstellung, durch Emotionen und durch externe Einflüsse (Medien, Mitmenschen, Klima, elektrische und elektronische Geräte). Die aus der chinesischen Tradition stammenden Übungen werden heute als Tai-Chi, Chi-Gong, Meridian-Übungen, Kung-Fu, Schattenboxen usw. gelehrt.

Indien
Aus Indien ist uns das System der Chakra-Lehre überliefert. Die sieben Chakra sind Energie-Transformationszentren oder „Datenbanken", die im menschlichen Körper die Zufuhr irdischer und kosmischer Energie speichern, ausgleichen, verteilen und balancieren.

Mit „irdischer" Energie kann einfach die Nahrung gemeint sein, mit kosmischer Energie z. B. die Sonne, das Wetter sowie andere kosmische und stellare Einflüsse. Aus Indien stammt die Yoga-Lehre – die Übungen dienen dem Ausgleich und der Prophylaxe. Regelmäßige Übungen können den Gesundheitszustand nachhaltig verbessern.

Abendland
Die abendländische Kultur hat nicht nur Technik, Naturwissenschaften, Pharmaindustrie und Schulmedizin hervorgebracht. Aus der Antike stammen Diätetik und Gymnastik, aus dem Mittelalter energetische Traditionen wie Alchemie (also die jahrhundertelangen Anstrendungen, aus Quecksilber Gold zu machen) und Magie. Für den ganzheitlich denkenden Arzt Paracelsus ist der Mensch Einheit in Körper und Seele.

Wenn der Mensch gegen diese Einheit handelt und ihr Gleichgewicht stört, entsteht Krankheit. Da in der Natur göttliche Kräfte walten, war es für Paracelsus von größter Wichtigkeit, diese kosmische Ganzheit in der Natur zu erkennen. Hilfsmittel dazu bildeten Disziplinen wie Alchemie und Astronomie. Er nahm die Überlieferungen der Volksheilkunde sehr ernst, von deren einfachen Mitteln er mehr hielt, als von den komplizierten Mixturen der Gelehrten, von Apothekern und Professoren.

Alchemie

Paracelsus sah den wahren Wert der Alchemie in seelischen Prozessen, nämlich in der Veredelung und Verfeinerung der menschlichen Seele durch Verwandlung und Transmutation des ursprünglichen Grundstoffs. Für die Alchemisten war bereits Selbstverständlichkeit, was heutige Physik erst seit relativ kurzer Zeit wieder anerkennt, dass nämlich Materie und Energie im Grunde ein und dasselbe sind. Der letzte große Vertreter dieser Tradition, Carl Gustav Jung, erklärte Alchemie im übertragenen Sinn als ein Umwandeln von negativen in positive Zustände. Also soll sich der Mensch aus den Niederungen der Primitivität, der unbewussten Reaktionen und unbeherrschten Emotionen erheben und durch ständige Verfeinerung zum veredelten Zustand, zum „Stein der Weisen" gelangen.

Aus dem „Rohmaterial", dem Kind mit Begabungen und Potenzial, entwickelt sich der verfeinerte, ausgebildete und differenzierte Mensch, der sich seinem Lebenswerk widmet und damit sich und sein Umfeld einen Schritt weiterbringt.

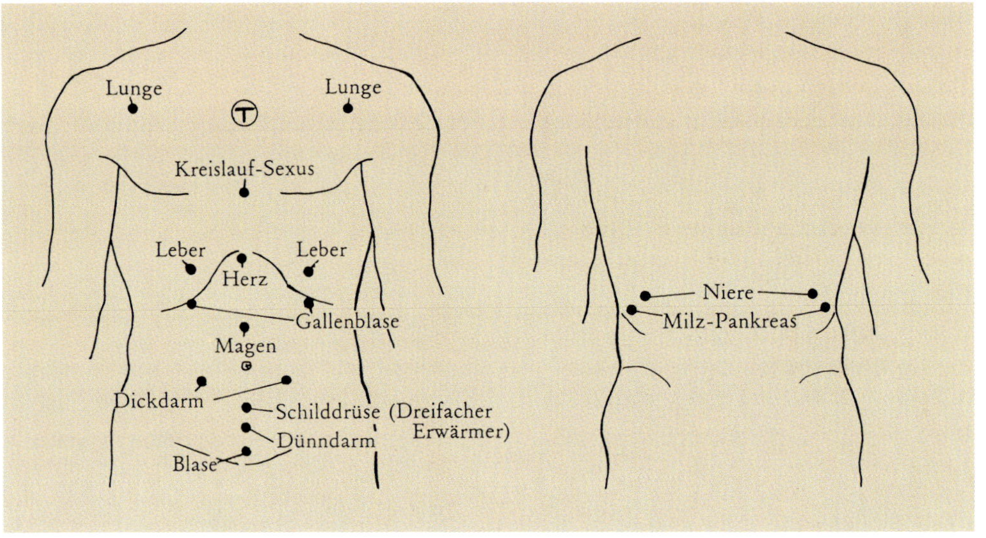

Magie

Magie versucht nichts anderes als durch höchste Konzentration, unter zu Zuhilfenahmen von Ritualen und Visualisierungstechniken, zum besseren Effekt ausgeführt bei bestimmten Mondständen, ein Ziel geistig und energetisch auszumachen und dann zu verfolgen. Auch C. G. Jung hat einmal gesagt: „Magisch ist nur ein anderes Wort für psychisch." So gesehen wird Magie zum Wissen um die Kräfte der menschlichen Seele und darum, wie sie bewusst angewandt werden können. Magische Rituale bauen immer auf demselben Prinzip auf: Mit ihrer Hilfe sollen die psychischen Kräfte des Menschen unter Beteiligung aller Sinne, nämlich Sehen, Hören, Riechen, Schmecken und Fühlen wie in einem Brennglas konzentriert werden. Ziel eines solchen Rituals ist die Bewusstseinserweiterung. In der modernen Psychotherapie, vor allem in der Gruppendynamik, werden Techniken eingesetzt, die große Ähnlichkeit mit alten magischen Techniken und Ritualen aufweisen, ohne dass sie als „Magie" bezeichnet werden.

Die Grundlagen der Kinesiologie gehen also auf östliche Traditionen zurück, die tieferen Wurzeln der kinesiologischen Techniken der mentalen Zielsetzung wie Rollenspiel, Emotional Stress Release und Visualisierungstechniken stammen jedoch aus unserer abendländischen bzw. westlichen Tradition. Diese Tatsache wurde sehr lange verneint, sogar verteufelt und dürfte den meisten praktizierenden KinesiologInnen und ihren KlientInnen eher fremd sein. Interessant ist, dass sich solche Traditionen fortsetzen, ob man sich ihrer Ursprünge nun bewusst ist oder nicht.

Wurzeln der Kinesiologie – historische und wissenschaftliche Begründung

Die Kinesiologie entstand Anfang des letzten Jahrhunderts, nachdem Chiropraktiker herausgefunden hatten, dass man durch Stimulation von gewissen Reflexpunkten am Körper Muskeln gezielt stärken kann. Die Anwendung blieb für viele Jahre auf die Förderung von Heilungsprozessen und verbesserten sportlichen Leistungen beschränkt.

Chiropraktik

Ansatzpunkt für die Chiropraktik ist, dass viele Krankheiten durch ein Ungleichgewicht in der Wirbelsäule und den von dort ausgehenden Nerven, Sehnen und Muskeln bedingt sind. Chiropraktiker absolvieren eine Ausbildung, die schulmedizinisch anerkannt ist.

Die spätere Weiterbildung zum Chiropraktiker wird nach wie vor nur im Ausland, vor allem in den USA und Großbritannien, angeboten. Chiropraktiker arbeiten „nur" mit den Händen, durch gezielte Manipulationen an der Wirbelsäule. Mit ihrem Wissen um das Zusammenspiel von Wirbeln, Nerven, Sehnen und Muskeln bringen sie die Statik des menschlichen Körpers wieder ins Gleichgewicht. Da sie seit jeher „alternativ" gearbeitet haben, mussten sie lange um ihre Anerkennung kämpfen. Chiropraktik ist vor allem angezeigt bei Rücken-, Hals- und Nackenbeschwerden sowie bei Kopfschmerzen; aber auch viele andere Krankheiten können dadurch geheilt werden.

Aus der Chiropraktik stammt die Methode des Muskeltestens, bei der zuerst viele einzelne Muskeln getestet werden, dann ein einziger, einfach zu testender Muskel als so genannter „Indikatormuskel" (d. h. ein Muskel, meistens der Deltamuskel, wird mit ausgestrecktem Arm getestet, um Informationen der vom Körper gespeicherten „Daten" abzurufen).

Nebenstehende Seite: Meridiane (siehe auch Seite 18 ff.), ihre zugehörigen Organe und Meridian-Testpunkte nach John Diamond, dem Entdecker der Akupunktur-Meridiane, von denen jeder mit einem speziellen Gefühlszustand korrespondiert.

Chinesische Medizin

Wie schon oben erwähnt, stand in der chinesischen Medizin, wie sie seit ca. 4000 Jahren in Form der Akupunktur praktiziert wird, schon immer der ganze Mensch im Mittelpunkt. Sie basiert auf der Energieebene der Meridiane, jenen feinstofflichen (elektrischen) Energieleitungen des Körpers, in denen die Lebensenergie fließt, die in China „Chi", in Indien „Prana" genannt wird. In unserem Kulturkreis ist sie bekannt unter dem Namen „Od"- oder „Bio-Energie". Wenn sie fließt, geht es dem Menschen gut, wenn sie schlecht fließt, wird der Mensch krank, wenn sie überhaupt nicht fließt, stirbt der Mensch.

Funktionskreis der Meridiane

Meridiane verbinden
- Muskeln mit
- Organen mit
- Drüsen mit
- Nerven mit
- Emotionen mit
- Farben mit
- Gehirnbereichen

Zwei Beispiele sollen das Zusammenwirken der Meridiane veranschaulichen, der Magenmeridian und der Gallenblasenmeridian.

Magenmeridian

In unserer Alltagssprache finden wir Redewendungen wie „es liegt mir auf dem Magen“, „es hat mir den Appetit verschlagen“. Die Emotionen oder emotionale Zustände wie Zufriedenheit, Erfülltsein oder Erfüllung, Gesättigtsein (oder eben nicht!), Enttäuschung, Abscheu, Zweifel, Verbitterung, finden sich körperlich oder im übertragenen, geistigen oder emotionalen Sinn auf dem Magenmeridian.

Die Muskeln, die mit diesem Meridian verbunden sind, heißen Pectoralis major clavicularis (der große Brustmuskel), dann Levator scapulae (Halsmuskel), die Nackenmuskeln und der Brachioradialis (Muskel, der vom Ellbogen zur Hand geht). Hatten Sie schon Nackenbeschwerden, einen steifen Nacken oder einen wie leblos wirkenden Arm, den Sie nicht mehr heben konnten, wenn Sie unter großem Stress standen oder gefühlsbedingte Probleme hatten?

Gallenblasenmeridian

Der Gallenblasenmeridian verläuft über den ganzen Kopf. Bei Kopfschmerzen unterschiedlicher Ursachen zeigt die Behandlung dieses Meridians immer Wirkung, mindestens ebenso lange und so gut wie ein Medikament.

In unserer Sprache äußert sich das Wissen um diese Zusammenhänge, z. B. in Aussagen wie „die Galle steigt mir hoch“ mit Bezug auf die Emotionen Ärger, Wut, Hilflosigkeit, Passivität. Die Muskeln, die mit dem Gallenblasenmeridian verbunden sind, sind der Deltoideus (der große Brustmuskel, der mit allen Bewegungen des Oberarms verbunden ist) und der Popliteus (Kniemuskel).

Die chinesische Medizin, insbesondere die Akupunktur, basiert auf der Wirkweise der elektro-chemischen Ebene des Menschen.

Wenn also ein Punkt auf einem Meridian stimuliert wird (bei der Akupunktur geschieht das mithilfe von Nadeln), hat das elektrische Auswirkungen im Körper, die wiederum die Ausschüttung von chemischen Stoffen durch Drüsen verursachen. Dies hat eine feinstoffliche Umleitung der Lebensenergie zur Folge. Akupunktur-Ärzte in China – heute Fachärzte für elektro-chemische Medizin – bezogen aber immer auch klimatische

Gallenbeschwerden können durch Über- oder Unterenergie des Gallenblasenmeridians verursacht sein. Regelmäßige Beruhigung bzw. Aktivierung dieses Meridians (hier in Seiten- und Vorderansicht) bringt Beschwerden zum Verschwinden.

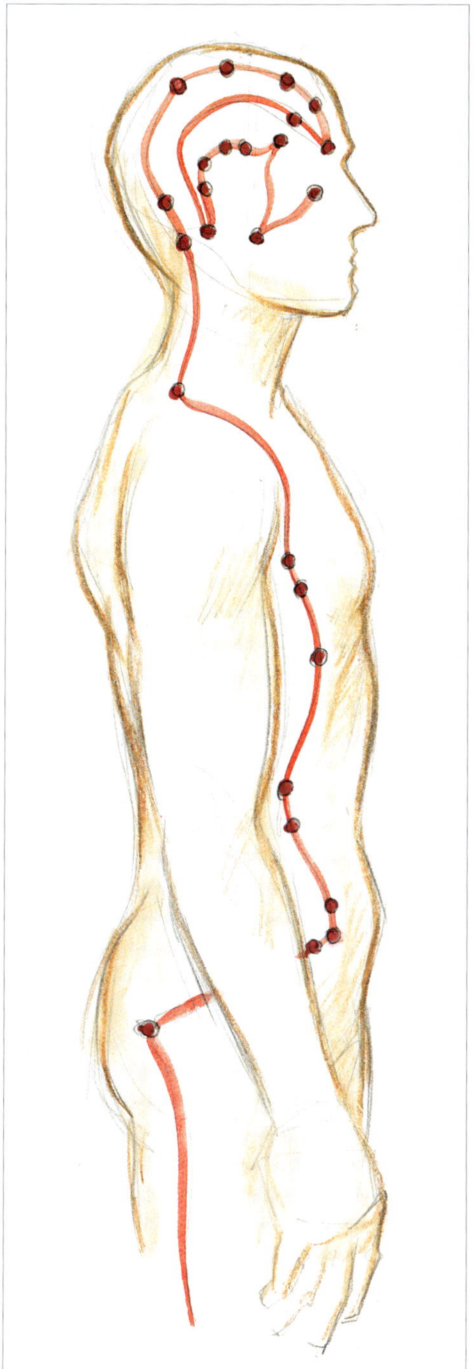

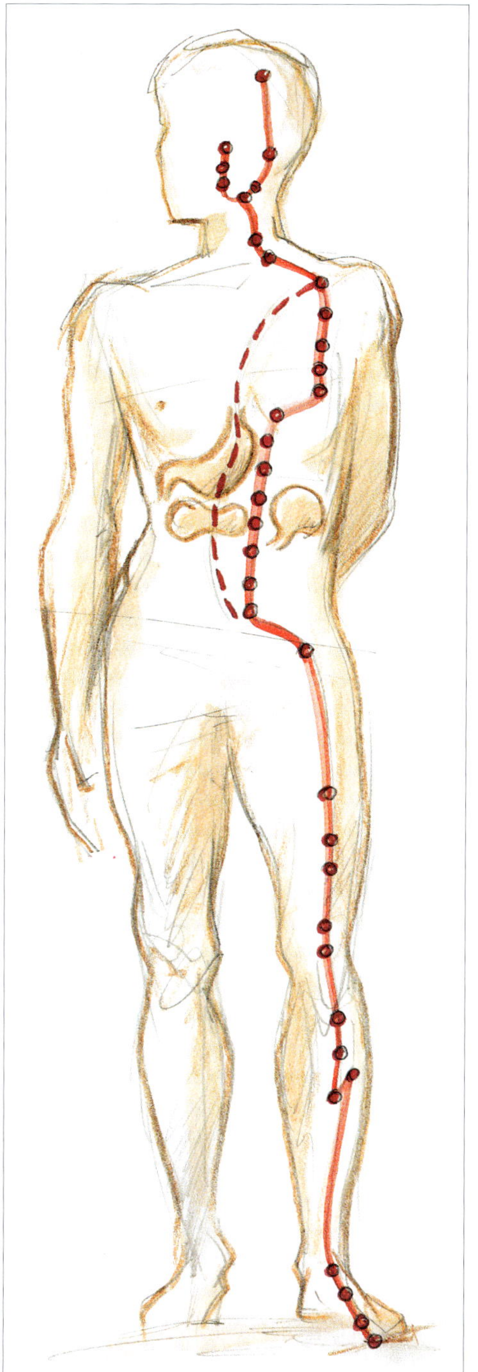

Bedingungen, emotionale Faktoren sowie die sonstige körperlich-seelisch-geistige Konstitution eines Patienten mit ein, bevor sie zur Diagnose einer Störung und zu ihrer Behandlung schritten. Am bekanntesten wurde die Akupunktur bei uns durch die Erfolge bei bestimmten chronischen Leiden, vor allem bei Schmerzen aller Art, aber auch durch Operationen ohne medikamentöse Narkose – d. h. Narkose durch Akupunktur, die den Vorteil bietet, dass Nebenwirkungen von Medikamenten ausbleiben, die Patienten bei vollem Bewusstsein und ansprechbar sind. Die Lokalanästhesie beruht nicht etwa auf Hypnose, sondern auf dem Umleiten der in den Meridianen fließenden Lebensenergie.

Eine andere Behandlungsform ist die Elektro-Akupunktur. Dabei wird nicht mit Nadeln gearbeitet, sondern mit einem elektrischen Gerät, das die Akupunktur ausführt und den richtigen Punkt auf dem Körper mit feinen elektrischen Impulsen stimuliert.

Häufig angewandt wird auch die Akupressur oder das Shiatsu. Dabei werden die Akupunkte mit den Fingern gehalten oder massiert. Beide Techniken werden auch in der Kinesiologie eingesetzt. Diesen Anwendungen liegt das Konzept des Energieflusses durch die fünf Elemente zugrunde.

Energiefluss durch die fünf Elemente
In der westlichen Welt arbeiten wir mit dem Modell der vier Elemente: Wasser, Erde, Feuer, Luft. In China hingegen spricht man traditionell von den fünf Elementen: Wasser, Erde, Feuer, Holz, Metall. Diese Elemente finden in jedem Lebensbereich Anwendung, das bedeutet, dass fast alles, was auf unserem Planeten existiert, einem Element zugeordnet werden kann: Nahrungsmittel, Pflanzen, Tiere, Jahreszeiten, klimatische Erscheinungen, Himmelsrichtungen, Mineralien und eben die Meridiane.

Nach der chinesischen Lehre von den fünf Elementen verläuft der Energiefluss der Emotionen des Menschen von der

- Freude oder Mangel an Freude, Trauer, Hass, Eifersucht, zugeordnet dem Element Feuer, durch die Meridiane Dünndarm, Herz, 3fach-Erwärmer, Kreislaufsexus in Richtung
- Enttäuschung zur Schwermut und zu Sorgen über die Zukunft, zugeordnet dem Element Erde, durch die Meridiane Magen und Milz-Bauchspeicheldrüse.
- Dies kann Kummer (zugeordnet dem Element Metall, Lungenmeridian) und Schuld (Dickdarmmeridian) verursachen, was zu Trauer und Schuldgefühlen führt.
- Kummer, Trauer oder Schuldgefühle verursachen wiederum Angst, dem Element Wasser zugeordnet. Die dazugehörigen Meridiane sind Niere und Blase. Diese Angst lähmt, mündet
- jedoch in Wut – und die Wut, dem Element Holz zugeordnet,

- richtig ausgelebt, ist der beste Motor für Aktivität, die dann wieder zu
- Freude, Liebe, Großherzigkeit (Element Feuer) führen kann.

In einem sind sich hier die Psychologie, die energetischen und spirituellen Disziplinen einig: Es ist gesundheitsschädlich, den Energiefluss der Emotionen zu blockieren, die

- Angst vor Krankheit und der Zukunft zu überspielen, den Groll, den man hegt, weil man verletzt, übergangen oder nicht anerkannt wurde, in sich „hineinzufressen". Dies führt zu
- Depression und Apathie, wenn man sich seinen Kummer nicht eingesteht, seine Schuldgefühle nicht annimmt (Emotionen, die dem Lungen- und dem Dickdarmmeridian zugeordnet sind). Man verliert den Kontakt zur
- inneren Stimme, wenn man sich seine Ohnmachtsgefühle, seine Angst und seine Panik (Gefühle, die den Blasen- und Nierenmeridian betreffen) nicht eingesteht und nicht den ihnen – wenigstens vorübergehend – zugeordneten Platz einräumt. Wenn man
- berechtigte Empörung und Wut nicht möglichst angemessen auslebt, ist es auch nicht möglich, diese Energie kraftvoll als Motor für neue Aktivitäten zu nutzen.

Denn der Energiefluss nach den chinesischen fünf Elementen hat viele positive Aspekte:

- Dem Element Feuer ist die Freude zugeordnet, dem
- Element Erde das Vertrauen in die Zukunft und die Zufriedenheit,
- dem Element Metall das gute Selbstwertgefühl, die Demut und die Bescheidenheit, mit dem, was das Schicksal bringt, richtig umzugehen, aber auch das Loslassen und die Befreiung (positive Aspekte des Dickdarmmeridians).
- Im Element Wasser fließen die positiv umgewandelten Gefühle von Angst und Panik in Sicherheit, in die Intuition, Selbstbestimmung, Mut, Zuversicht und Kreativität.
- Schließlich gehört zum Element Holz die positive Entsprechung der Wut – nämlich Entscheidungsfähigkeit, Tatkraft, Organisations- und Planungsfähigkeiten.

Bewegung und Bewegungsübungen (Brain-Gym oder Edu-Kinesiologie)

Eine weitere Wurzel der Kinesiologie ist die Bewegung. Der Ursprung des Wortes „Kinesiologie" geht auf die beiden griechischen Wörter „kinesis" (= Bewegung) und „logos" (= Lehre), also Lehre von der Bewegung zurück. In der Antike formulierte der griechische Philosoph Heraklit den Satz:

„panta rhey" (alles ist in Bewegung). Auch ein Leitsatz für die Kinesiologie frei nach Aristoteles lautet: „Bewegung ist Leben."

Die Bewegungsübungen des Brain Gym, der so genannten Edu-Kinesiologie, stammen alle aus dem indischen Yoga und dem chinesischen Tai Chi. Sie wurden übernommen, vereinfacht und mit neuen Namen versehen, um sie der heutigen Zeit anzupassen. Ihre Wirksamkeit ist dieselbe, damals wie heute. Paul Dennison, selbst einmal schwer lerngestört, verdanken wir die Übertragung ins Moderne, er fand für jede Übung die spezielle Wirksamkeit im Hinblick auf Fähigkeiten und Fertigkeiten heraus. Er selbst ist ein Beispiel für den Erfolg der Edu-Kinesiologie: Der ursprünglich stark stotternde Träger von dicken Brillengläsern tritt heute frei und klar sprechend sowie ohne Brille auf.

Zwischen Gymnastik bzw. Sport und den kinesiologischen Übungen besteht ein wesentlicher Unterschied. Regelmäßiger und maßvoller Sport, orientiert an der individuellen Konstitution, ist auf jeden Fall förderlich für die Gesundheit und Fitness. Gymnastik erhält nicht nur die Beweglichkeit und Elastizität des Körpers. Jeder Mensch sollte für sich herausfinden, welche Sport- oder Gymnastikart für ihn am geeignetsten ist und ihm am meisten Freude macht. Ganz allgemein bringt sportliche Betätigung eine Energieerhöhung des gesamten Systems.

Anders jedoch die Übungen der Kinesiologie: Dr. Paul Dennison fand heraus, dass bestimmte Übungen ganz gezielt auf einige Hirnbereiche wirken und dadurch einzelne Fähigkeiten und Fertigkeiten umgehend verbessern können. Es gibt beispielsweise insgesamt etwa 30 Übungen, die besondere Wirkungen auf das Lernvermögen haben. Ein Teil davon sind so genannte Energieübungen. Damit wird der Energiefluss in einem oder mehreren Meridianen angeregt oder ausgeglichen. Man spürt ihre Wirkung sofort: Sie verhelfen zu einem besseren räumlichen Vorstellungsvermögen und zur Konzentration. Sie bewirken ferner eine bessere Koordinationsfähigkeit des Vorder- und des Hinterhirns. Andere Übungen haben den Zweck, linke und rechte Hirnhälfte zur reibungslosen Zusammenarbeit zu stimulieren. Diese Übungen nennt man Überkreuzübungen. Außerdem gibt es Längungs- oder Dehnungsübungen. Sie verbessern die Zusammenarbeit zwischen oberen und unteren Hirnbereichen, damit also auch zwischen oberen und unteren Körperteilen. Wenn

- man also nicht mehr weiß, was rechts und links ist,
- das Unterste zuoberst gekehrt ist,
- alles drunter und drüber geht,
- man hinten und vorne nicht mehr ein und aus weiß,
- man außer sich ist ...,

dann sind das weitere Belege dafür, wie sich das Wissen um die Zusammenhänge von Hirnorganisation und Verhalten einmal mehr deutlicher in unserer Sprache als in unserem gegenwärtigen Bewusstsein zeigt! Dann zeigt sich klar, dass die entsprechenden Hirnbereiche nicht zusammenarbeiten und solche Brain-Gym-Übungen sehr nützlich sein können.

Denn in der Kinesiologie ist (fast) alles ein Lernproblem, beinahe jedes Lebensproblem kann zwar nicht gelöst, aber mit den richtigen Übungen positiv beeinflusst und gelindert werden.

Ein X steht in der kinesiologischen Fachsprache für Hirnhälften, die über Kreuz zusammenarbeiten, auch für „Angeschaltet"-sein, für automatisierte Reaktions- und Bewegungsabläufe. Dagegen steht II für Hirnhälften, die nebeneinander oder „homolateral" arbeiten, was nichts anderes bedeutet, als dass mit großem Aufwand, mit großer Anstrengung und damit verbundener Ermüdung nur ein geringeres Resultat erreicht wird. II steht auch für „Lernen im langsamen Gang" – wenn also etwas neu ist und wenn man ganz bewusst langsam, Schritt für Schritt die Lernabschnitte durchläuft, beispielsweise beim Erlernen des Autofahrens, beim Bedienen eines neuen Geräts, eines Computers usw.

Mentale Zielsetzung

Die europäische Tradition des Visualisierens, des positiven Denkens, der geistigen Zielsetzung ist eine wesentliche Methode der Angewandten Kinesiologie. In einer kinesiologischen Beratung kommt es vor allem darauf an, das richtige Ziel zu finden. Man kann es sich etwa so vorstellen: Das Gehirn funktioniert mithilfe elektrischer Impulse. Diese lösen sodann Bewegungen und alle Körperaktivitäten und -funktionen aus. Auch Gedanken sind visuell nachweisbar (an der Universität Zürich kann man in einer Vorlesung über Neurophysiologie – also über die Funktionsweise des Gehirns – beispielsweise Fotos von Gedanken betrachten).

Wenn ich also in einer Beratung zuerst mental das richtige Ziel setze, verläuft die ganze Anwendung im Hinblick auf dieses Ziel. Dann sind die ausgewählten Übungen nicht einfach nur gute Gymnastik, dann ist das Halten von Akupunkten nicht einfach das eher zufällige, vorübergehende Zuführen von fehlender Energie, dann ist das Massieren von Muskeln und Stimulieren von Reflexpunkten nicht einfach generell wohltuend, sondern alle Anwendungen wirken dann präzise auf das vorher mit dem Klienten vereinbarte Ziel. Je genauer das Ziel definiert ist, desto tiefenwirksamer und nachhaltiger ist die Korrektur. Das Ziel wird nicht nur mit dem Klienten besprochen, sondern auch durch den Muskeltest bestätigt. Der Muskeltest erlaubt den unmittelbaren Zugang zum Unbewussten eines Menschen, man kann also sehr schnell herausfinden, ob man auf dem richtigen Weg im Hinblick auf die Beseitigung einer Störung bzw. Problemlösung oder einer Leistungssteigerung ist. Noch effektiver kann es sein, wenn Klienten das Ziel in einem kleinen Rollenspiel darstellen, zeichnen, tanzen, singen oder auf andere Weise ausdrücken, um den ganzen Körper und alle Sinne einzubeziehen. Je mehr Sinne an einer Zielsetzung, an einem Lernprozess beteiligt sind, also „eingeschaltet sind", wie es in der kinesiologischen Fachsprache heißt, desto größer ist der Lernerfolg. Die Wirkung wird häufig vertieft, wenn zu Hause das erarbeitete Ziel zusammen mit bestimmten Übungen wiederholt wird.

Das richtige Ziel muss, damit es auf der Ebene des Gehirns wirksam ist, kurz und prägnant formuliert sein wie ein Werbespruch, es muss Schwung haben. Wer Autogenes Training praktiziert, weiß, wie solche Ziele formuliert werden: positiv, kurz und bündig. Lange und kompliziert formulierte Zielsetzungen haben nicht denselben Effekt. Um es in der kinesiologischen Fachsprache auszudrücken: Ein Ziel soll PACE sein (Positive, Active, Clear and Energetic). Visualisierung, Rollenspiel und das Einbeziehen aller Sinne haben eine lange Tradition und wurden schon seit Hunderten von Jahren in der Psychologie, in katathymem Bilderdenken, in magischen und archetypischen Ritualen praktiziert.

Diätetik – die richtige Ernährung

Auch die Diätetik hat eine lange Tradition; sie galt schon den Griechen als wichtige Grundlage für eine gelungene Lebensführung.

Die richtige Ernährungsweise (das ist die ursprüngliche Bedeutung des Wortes „Diät") ist etwas völlig Individuelles. Nicht jede nützt jedem. Jeder Mensch hat seine eigene Konstitution, seine Vorlieben und Abneigungen.

Eine gesunde Ernährung basiert auf einem Grundwissen. Wer dieses Wissen nicht hat oder noch nicht hat und sich völlig falsch ernährt, büßt dies mit einer Reihe von Beschwerden, mit Energieabfall, Schmerzen usw. Ein junges Mädchen vergaß beispielsweise zu trinken! Statt Salat und Früchten aß es täglich 30 Schokoladenkekse. Die Schokolade verursachte zwar einen kurzfristigen Aufputscheffekt, half aber nicht über eine Fehl- und Mangelernährung hinweg.

Die Grundlagen einer gesunden Ernährung sind die Zubereitung aus frischem saisongerechten Gemüse und Früchten aus lokalem, möglichst biologischen Anbau. Fleisch sollte Nebensache sein und nicht als Hauptgang bevorzugt werden. Getreide, Hafer, Hülsenfrüchte, Reis, Hirse, Teigwaren liefern gesunde Kohlenhydrate, ungesunde Kohlenhydrate wie Zucker, Süßigkeiten und Weißmehlspeisen sollte man meiden und außerdem naturbelassene, unbehandelte Fette und Öle verwenden. Auf Fertigprodukte, Konserven, Produkte aus der Tiefkühltheke sollte man verzichten und alles, was künstliche Farbstoffe enthält, meiden.

Das passende Kraut bzw. die Heilpflanze, der richtige Tee bei unterschiedlichen Beschwerden gehören auch zum Thema Ernährung und Diät. Bis vor etwa 50 Jahren war die Pflanzenheilkunde (Phytotherapie) bei Apothekern und Medizinern noch Pflichtfach. Heute wird sie eher den Drogisten und anderen Naturheilexperten überlassen. Seit kurzem aber ist sie wieder Teilgebiet im Rahmen der Ausbildung zum Facharzt für Komplementärmedizin.

Zusammenfassung

Dies also sind die Wurzeln der Kinesiologie: Chiropraktik, Chinesische Medizin, Mentale Zielsetzung verbunden mit einem Zielsatz, Bewegungsübungen, die richtige Ernährungsweise und Lebensführung, das richtige Heilkraut bzw. der richtige Tee. Alle darauf gründenden Maßnahmen sind wissenschaftlich-empirisch erforscht im Hinblick auf ihren Nutzen für die Verbesserung einzelner Fertigkeiten und Fähigkeiten, als Hilfsmittel für leichteres Lernen und zur besseren Konzentration.

Ergänzt werden die Techniken der Kinesiologie durch neueste Forschungen auf den Gebieten der Neuropsychologie, Neurophysiologie, Zellforschung, Orthomolekular-Medizin, der Ernährung und der energetischen Wirksamkeit von Medikamenten bzw. Hilfs- und Begleitmitteln aus der Schwingungs-Medizin (Homöopathie, Bach-Blüten, andere Essenzen, Frequenzträger wie Farben, Töne, Klänge), die auf der Ebene der Zellkommunikation wirken.

Historische und wissenschaftliche Grundlagen

Die wissenschaftliche Theorie des „wissenden Feldes“ bzw. Psi-Feldes nach Ervin Laszlo

In seinem Buch „Kosmische Kreativität – Neue Grundlagen einer einheitlichen Wissenschaft von Materie, Geist und Leben“ beschreibt Ervin Laszlo ausführlich verschiedene, auf Physik und Metaphysik basierende Wissenschaftstheorien von der Antike bis heute. Die folgenden Erläuterungen sind der Versuch einer auf die Kinesiologie abgestimmten Zusammenfassung.

Dass Physiker eine Feldtheorie benötigen, um physikalische Gesetze begründen bzw. erklären zu können, ist nicht neu. Michael Faraday tat dies 1849, James C. Maxwell 1864 und Albert Einstein im Jahr 1934. Dass das Universum nicht kausal funktioniert, wurde von den Physikern David Bohm, Werner Heisenberg, Ilya Pregogine und anderen diskutiert, erforscht und nachgewiesen. Erwin Laszlo wirft nun die Frage nach einem „fünften Feld“ auf, in dem Informationen gespeichert sind. Dieses Feld basiert auf früheren Erklärungsmodellen, wie dem „Lichtäther“, mit dem Descartes die Ausbreitung von Licht und Wärme zu erklären versuchte. Immer geht es darum, eine Begründung für augenscheinlich nicht zusammenhängende, jedoch zueinander in Wechselwirkung stehende Ereignisse zu finden.

Folgt man dem Artikel von Maria und Istvan Sagi „Zur Wissenschaftstheorie der neuen Homöopathie – das Psi-Feld nach Ervin Laszlo“ in der Zeitschrift „Raum und Zeit“, verfügt jeder lebende Organismus im Psi-Feld über eine Informationsmenge, ebenso wie – in weniger komplexer psychologischer Hinsicht – auch in der DNS, der Desoxyribonukleinsäure, Träger unseres Erbguts. Diese Informationen im Psi-Feld speichern sämtliche auf den Organismus bezogenen Daten. Das Gehirn – bewusst oder unbewusst – steht in ununterbrochenem Kontakt mit dieser Fülle an Informationen. Denn das Gehirn ist ein teilweise von den chaotischen Attraktoren gelenktes „chaotisches System“, und es ist bekannt, dass ein solches System imputempfindlich ist. Das heißt, dieses System ist in der Lage, nicht nur die unmittelbar und sinnlich wahrnehmbaren Wellenlängen zu empfangen, sondern auch die im Psi-Feld gespeicherten Informationen abzulesen.

Die „psychische Blaupause“

Laszlo führt viele Biologen an, die mit der Vorstellung universeller Zusammenhänge arbeiten. Wolfgang von Goethe spricht von der Urpflanze, nach der alle Pflanzen geformt sind; Hermann Weil von „immateriellen Faktoren“ in der lebendigen Welt; der Biologe Alister Hardy spekuliert über eine „psychische Blaupause“, die allen Angehörigen einer Gattung gemeinsam sein soll; Jean Dorst vermutet, dass die Evolution auf einem „grundlegenden Wurf“ basiert, Gordon R. Taylor glaubt an eine dem biologischen Bereich innewohnende Tendenz zur Selbstorganisation.

Ervin Laszlo zitiert viele anerkannte Wissenschaftler und kommt zu dem Schluss, dass die Evolution der Arten nicht nur auf Zufälligkeiten beruht, sondern dass jeder Art ein genetischer Plan, der sich in der Wechselwirkung mit Umweltbedingungen ändern und anpassen kann, zugrunde liegt. Die DNS scheint funktionell und strukturell ebenso flexibel zu sein wie der übrige Organismus. Untersuchungen haben gezeigt, dass die sich ergebenden evolutionären Veränderungen eines Lebewesens nicht dem Zufall unterliegen, sondern in Beziehung zu einem hochstrukturierten epigentischen System stehen.

Wie wird die Information übertragen?

In seinen „Explorationen“ erhebt Ervin Laszlo die Frage, weshalb uns die Informationen aus dem Psi-Feld nicht bewusst sind. Zunächst stellt er fest, dass es noch viele „Wellenfelder“ in unserem Umfeld gibt, die wir mit dem Bewusstsein nicht wahrnehmen (das sind elektromagnetische Wellen extrem niedriger Frequenz wie z. B. Strahlung von TV, Computern, elektrischen Transformatoren, Hochspannungsleitungen usw.). Daher könnte unser Gehirn auch Psi-Feld-Signale aufnehmen. Normalerweise unterdrückt die lineare Logik der linken Großhirnhälfte jedoch solche Empfindungen, die mit der gewöhnlichen Erfahrung im Widerspruch stehen.

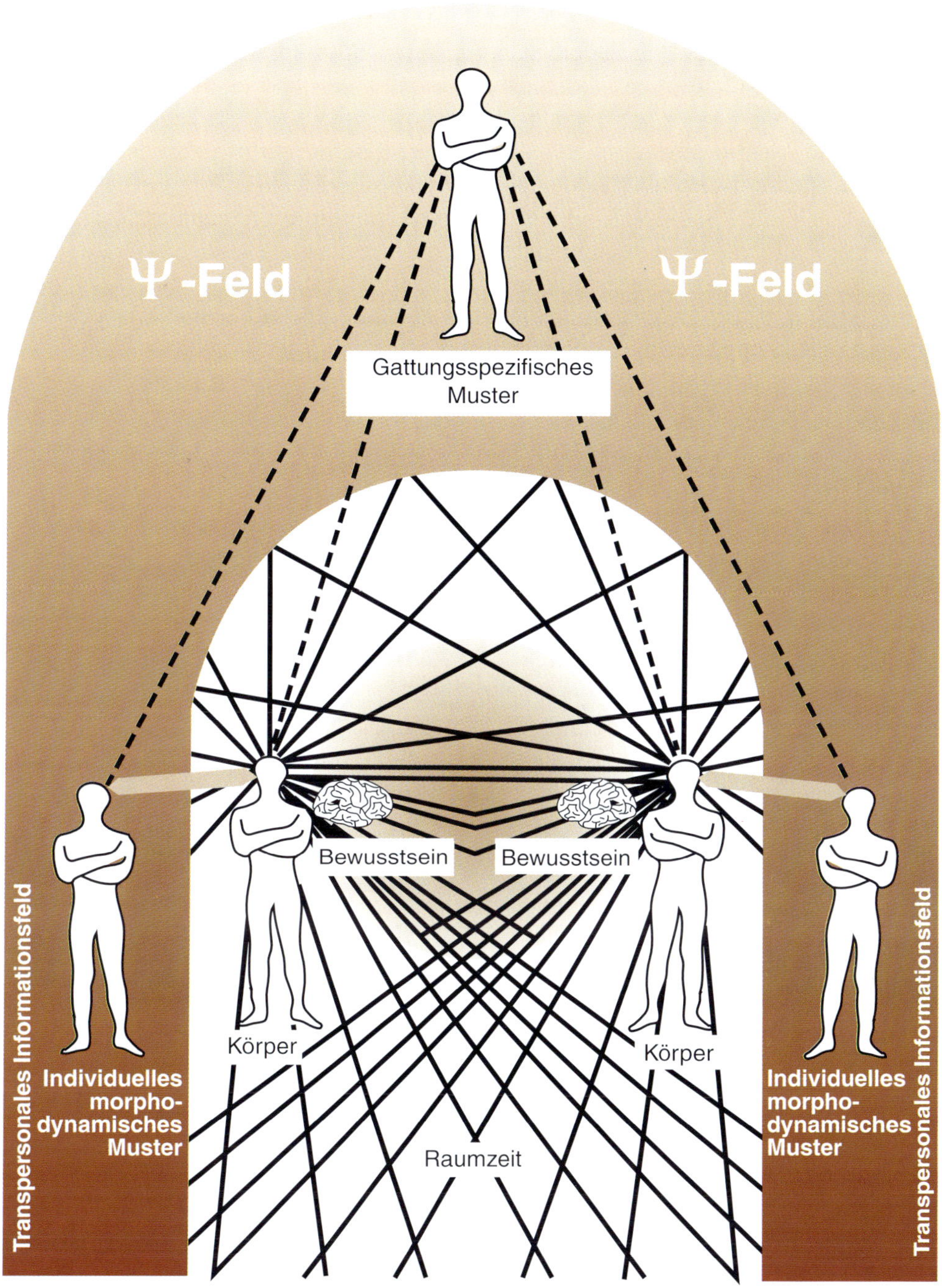

Die wissenschaftliche Theorie des „wissenden Feldes“ bzw. Psi-Feldes nach Ervin Laszlo. Abbildung mit freundlicher Genehmigung der Zeitschrift „Raum und Zeit“.

Es erscheint deshalb durchaus plausibel, dass rätselhafte Phänomene das Ergebnis von Informationen sind, die das Gehirn mithilfe der vom Psi-Feld übertragenen Signale aufnimmt.

Da Informationsaustausch immer im Wechsel stattfindet, geht Laszlo auch davon aus, dass das Bewusstsein des Beobachters einen unmittelbaren Einfluss auf das Beobachtete hat. In der Kinesiologie stellt sich immer wieder die Frage, wieviel die Persönlichkeit, der geistige Entwicklungsstand, die Ethik und die Lebenserfahrung des Kinesiologen mit dem therapeutischen Erfolg bzw. Misserfolg zu tun haben. Laszlo liefert dazu einige Erklärungen, zitiert Experimente, kann aber auch nicht alle Fragen abschließend beantworten. Als Wissenschaftler schlägt Laszlo die Brücke zu einem neuen Paradigma: Hier hat die transpersonale Information ebenso Platz wie westliche und östliche Mystik. Das bedeutet: Wenn im Psi-Feld alles und alle miteinander verbunden sind, entsteht eine neue Verantwortlichkeit. Dann können die Gedanken unsere Mitmenschen beeinflussen, und zwar nicht nur diejenigen, die uns nahe stehen, sondern auch an entfernten Orten und in kommenden Generationen. Wenn sich Gedächtnisinhalte einer oder mehrerer Personen nach deren Tod abrufen lassen, können ihre Erfahrungen wieder erlebt werden. Dies wird immer sehr deutlich in den Familienstammbäumen nach Hellinger, aber auch in der kinesiologischen Praxis.

Weitere wissenschaftliche Arbeiten und Begründungen

1949 befasste sich der amerikanische Arzt Dr. Henri Kendall mit der Rehabilitation von Muskeltraumata und entwickelte dabei eine manuelle Technik, die er den Muskeltest nannte. Bereits im 19. Jahrhundert beschrieb der Physiologie Walter B. Cannon die körperlichen Auswirkungen von Emotionen wie Schmerz oder Wut (Stressachse Sympatikus-Nebennierenmarksystem). Im Jahr 1950 veröffentlichte der amerikanische Stressforscher und Mediziner Hans Selye seine wegweisende Stresstheorie „Das allgemeine Adaptationssydrom“ (Stressachse Hypophyse-Nebennierensystem-Erkrankungen des Immunsystems bis zu Krebs). 1960 setzten die Chiropraktiker George Goodhaert und John F. Thie das Testen von Muskeln, das Stimulieren von Reflexpunkten in einen Zusammenhang mit der TCM (Traditionellen Chinesischen Medizin) und veröffentlichten ihre Ergebnisse unter dem Titel „Touch for Health – Gesund durch Berühren“. Der Brüsseler Physiker, Informatiker und Chemiker Léon Susswein stellt in seiner Schrift „Die wissenschaftlichen Grundlagen der Gesamtkinesiologie“ (1997) dar, wie die Kinesiologie nach der Definition von Wissenschaftlichkeit durch den Nobelpreisträger Ilya Pregogine mit Physik, Schwingungen, Resonanzeffekten, elektromagnetischen Feldern, positiven und negativen Rückkopplungseffekten sowie mit der Chaos- und Kommunikationstheorie erklärt werden kann. Zum Bild der Gesamtkinesiologie nach Léon Susswein gehören daher auch die neuesten Erkenntnisse aus den Gebieten der Psychologie, Elektrizitätslehre, Physiologie, Neurophysiologie und Philosophie.

Die deutsche Medizinerin Dr. med. Gabriele Eismann machte 1997 auf dem Kongress des „Collegium Humanum" in der Schweiz eine Studie mit 1326 Fällen bzw. 726 Patienten bekannt, bei denen die Geamtkinesiologie erfolgreich angewandt wurde. Die Arbeit zeigt ein ganz neues Bild vom Aufbau einer Krankheit: Wie ein Puzzle fügt sich ein Stressfaktor zum anderen, bis ein Krankheitsbild entsteht. Zur persönlichen Geschichte jedes Patienten, die emotional einschneidende Ereignisse beinhaltet, gesellen sich Stressfaktoren, wie multiple Allergien, Vergiftungen sowie psychische und soziale Störungen und anderes. Die Vielfalt der behandelten Themen erschwert allerdings eine vergleichende Auswertung, auch wenn Gabriele Eismann auf der Persönlichkeitsebene mit dem standardisierten Fragebogen „ MMPI Saarbrücken" arbeitete. Sie hatte Schwierigkeiten, zwölf Monate später alle behandelten Patienten wieder zu erreichen und zur Mitarbeit zu motivieren.

Anfänge der Angewandten Kinesiologie

Die Kinesiologie wurde von Chiropraktikern entwickelt, darunter George Goodheard, der 1964 damit begann, Muskeln zu testen, um herauszufinden wie wirksam seine Behandlung der Wirbelsäule war. Er testete Muskeln jeweils vor und nach einer Behandlung und erhielt dadurch wertvolle Informationen über den Zustand des Körpers eines Patienten. Er entdeckte dabei vieles über die Statik des Körpers. Wenn ein Muskel schmerzt, weil er zu angespannt ist, gibt es als Pendant andere Muskeln, die geschwächt sind. Das Stärken der schwachen Muskeln, das Entspannen der verkrampften Muskeln führt zu einer ausgeglichenen Haltung. Diese Vorgehensweise – zuerst am schwachen und dann am überspannten Muskel zu arbeiten – war damals revolutionär.

Goodheard ließ in seine Behandlung auch die Erkenntnis des Osteopathen Frank Chapman einfließen, der die so genannten Chapman-Reflexpunkte und neurolymphatischen Punkte am Körper entdeckt hatte.

Das Massieren dieser Punkte bewirkt eine sofortige Stärkung der betreffenden Muskeln und den gleichzeitigen Abbau von Schmerz und Verspannung. Frank Chapmann konnte seine Experimente auch durch eine Reihe von Labortests untermauern.

Daraus entwickelte man eine Anzahl von stärkenden Techniken zur Korrektur von schwachen Muskeln; positiv ergänzend wirkte dabei das Wissen um den Energiefluss auf den betreffenden Meridian und die richtige Ernährung, ebenso wurden Emotionen einbezogen, und so entstand das System der *Angewandten Kinesiologie*.

Touch for Health

Ein Schüler von George Goodheard, John F. Thie, sorgte dafür, dass dieses Wissen, das bisher nur einem kleinen Kreis von medizinisch ausgebildeten Praktikern vorbehalten war, einem größeren Publikum zugänglich wurde. In dem Buch, „Touch for Health – Gesund durch Berührung" stellte Thie die Grundlagen der Angewandten Kinesiologie dar und gab außerdem ab 1974 Kurse zu diesem Thema.

Auf diese Weise sollten auch medizinische Laien erfahren, wie sie mit einfach erlernbaren Techniken im Familien-, im Bekannten- und Freundeskreis sofort helfen können, Schmerzen zu lindern, Verspannungen zu lösen und Leistung zu fördern. Die Methode wird seither mit großem Erfolg gelehrt und praktiziert. „Touch for Health" führt fast immer zu individuellen Verbesserungen, und ein großer Kreis von Touch-for-Health-Instruktoren arbeitet heute nach dieser Methode. Jeder Kurs verläuft zwar anders, doch fast immer können Kursteilnehmer ganz persönlich davon profitieren und wertvolles Wissen über energetische Zusammenhänge erwerben.

Der Muskeltest

Mit dem Muskeltest, dem wichtigsten Instrument der Kinesiologie, wird die *Energie* (nicht die Kraft!) eines Muskels untersucht, um den Energiezustand des betreffenden Muskels und der ihm zugeordneten Funktionsweise (Nerven, Meridiane, Organe, Emotionen) festzustellen.
Über diesen Test erhält man Auskunft über den Zustand des Energiehaushalts und Energieflusses im Organismus. Darüber hinaus hilft dieser Test dabei, im Körper und Gehirn gespeicherte Informationen abzurufen. Durch leichten Druck, meistens auf den ausgestreckten Arm, wird ein Muskel (in diesem Fall der Deltamuskel) getestet. Durch das Testen einzelner Muskeln und deren Reaktionen auf Reize unterschiedlichster Art sind Aussagen über funktionelle Zusammenhänge und Störungen möglich.
Anwendung: Die Testperson wird aufgefordert, den zu testenden Muskel(komplex) – meistens wie gesagt den ausgestreckten Arm – in der vorher genau erklärten Richtung maximal anzuspannen, während der Untersucher langsam zunehmenden Druck auf diesen Muskel ausübt. Der Untersucher erhöht geringfügig seinen Druck (bis max. 2kg) und verlängert damit den Muskel der Testperson ein wenig, bis er fühlt, dass der Muskel „einrastet". All dies dauert nur wenige Sekunden. Folgendes Beispiel soll dies veranschaulichen.
Test des Deltamuskels:

- Druck nach unten = Extension;
- Druck nach oben = Kontraktion.

Der Muskeltest erlaubt den direkten Zugang zum individuellen Unbewussten bzw. zur „Körperweisheit", aber auch zum kollektiv unbewussten – dem Ener-

Reize, um die Testfähigkeit des Körpers zu prüfen	Maßnahmen zur Herstellung des energetischen Gleichgewichts
Haare ziehen (genügend Wasser getrunken? Elektrische Leitfähigkeit optimal?)	Wasser trinken
Muskelzwicken: Arm gibt nach	Muskel massieren
Meridian in umgekehrter Flussrichtung streichen: Arm gibt nach	Meridian in der (richtigen Flussrichtung streichen)
Magnet auf den Muskelbauch auflegen: Süden stärkt, Norden schwächt	Bestimmte Brain-Gym-Übungen ausführen (Anschaltübungen)

giefeld. Von diesem individuellen oder kollektiven Energiefeld können die notwendigen Informationen abgerufen werden, um eine gezielte Anwendung durchzuführen.

Der Muskeltest ruft die Informationen auf non-verbale Weise ab, das heißt also, die Kommunikation zwischen Tester und Getestetem erfolgt zwischen den rechten bzw. nicht-dominanten Hirnhälften. Der Kinesiologe stellt deshalb die richtigen Fragen zu Ursache und Lösung eines Problems – das setzt ein breites Allgemeinwissen und große Lebenserfahrung voraus. Ist er außerdem mit einer starken Intuition begabt, erleichtert dies den Zugang zur nonverbalen Information sehr.

Was sagt der Muskeltest aus?

Sehen wir dazu zunächst folgende Tabelle an:

Muskel angeschaltet, d. h. hält	Muskel abgeschaltet, d. h. hält nicht
Ja	Nein
Gut	Nicht gut
Wahr	Unwahr
Kein Stress	Stress

Der Muskeltest wird demnach eingesetzt, um bestimmte Fragen abzuklären, d. h. die unterschiedlichsten Ideen und Konzepte können auf ihren stärkenden oder schwächenden Wert hin getestet werden. Der Arzt und Psychiater David R. Hawkins hat die Arbeit von John Diamond („Die heilende Kraft der Emotionen", „Der Körper lügt nicht") weitergeführt sowie mit vielen Klienten und Studenten eine Skala der Wertigkeit von stärkenden oder schwächenden Begriffen und Konzepten ausgearbeitet. Die Arbeit ist beschrieben in seinem Buch „Die Ebenen des Bewusstseins" („Power vs. Force"). Die Skala der menschlichen Gefühle wird demnach mit Werten von 0–700 belegt, der Grenzwert zwischen stärkenden und schwächenden Eigenschaften oder Konzepten liegt bei 150. Die Emotionen Scham, Schuld, Gier und Zorn sind schwächend, Gefühle wie Stolz, Mut oder Vernunft liegen bei etwas über 175. Menschliche Liebe hat die Wertigkeit 500. Die höchste Wertigkeit auf der Skala erzielt Jesus Christus mit Werten bis 700.

So lassen sich sogar Einrichtungsgegenstände, Kunstwerke, Literatur u. ä. auf ihre Wertigkeit testen. Diese Tests führen immer wieder zu erstaunlichen Ergebnissen.

Wer kann getestet werden?

Fast jeder Mensch kann sich dem Muskeltest unterziehen. Wenn eine Person jedoch nicht testbar ist (Kleinkinder, alte oder kranke Menschen) oder wenn man herausfinden will, was Tiere oder Pflanzen brauchen, wird eine so genannte „Surrogatperson" dazwischen geschaltet.

Fragen oder chemische/mechanische/elektrische Reize (Stimuli) erschließen mithilfe des Muskeltests das im Moment wichtige Thema.

Dazu gibt es unterschiedliche Reizformen:

- *mechanisch/strukturell*: stoßen, drücken, zupfen, kneifen, berühren
- *chemisch*: Lebensmittel am Körper oder im Mund halten oder auch nur verbales Testen einer Substanz (Lebensmitte, Tees, Heilmittel erwähnen und dann testen)
- *emotional*: d. h. elektrisch/an psychisch belastende Stress-Situationen denken wie z. B. Examen, Fahrprüfung, Verspätung: Der Muskel gibt nach. An angenehme Feriensituationen denken: Der Muskel wird stark.
- *elektrisch*: Magnet, Farben, Töne, Musik, Computer, Bildschirme, störende Lichtquellen (fluoreszierende Lampen), Elektrosmog
- *geistig bzw. Information*: Symbole, Informationen durch Medien, Bilder, Gedanken, Vorstellungsbilder

Das Ziel definieren

Der Nutzen des Muskeltest liegt

- im besseren Zugang zur eigenen Intuition
- im sicheren Auffinden des Hauptthemas/des Hauptziels/der Priorität in der Kinesiologie-Beratung
- bei richtiger Fragestellung in der Anleitung zu besserer Lebensführung und -gestaltung
- im sicheren und schnellen Führen durch eine Reihe von Themen, Problemen oder Stärkungsmöglichkeiten, die für den Klienten wichtig sind
- in Antworten, die von der „Innate Body Wisdom" – der jedem Menschen innewohnenden Körperweisheit – gegeben werden.

Es geht auch ohne Muskeltest

Es gibt unterschiedliche Methoden, die gewünschte Information selbst vom Körper zu erhalten. Einfach durchzuführen ist z. B. der *Schaukeltest*.

Man steht dazu in aufrechter Haltung mit geschlossenen Augen und stellt sich etwas Schönes vor, z. B. eine Ferienlandschaft. Dadurch wird eine leichte Verlagerung des Schwerpunkts eintreten. Dann denkt man – immer noch mit geschlossenen Augen – an etwas Unangenehmes wie z. B. ein Erdbeben, einen Unfall usw. Wohin bewegt sich der Körper?

In den meisten Fällen wird sich der Körper beim positiven Bild leicht nach vorne bewegen, bei der Schreckensmeldung neigt sich der Körper nach hinten.

Das bedeutet also:
Körper neigt sich nach vorne = Ja
Körper neigt sich nach hinten = Nein

Eine weitere Methode bietet die konzentrierte Wahrnehmung von Körperempfindungen, bei der man möglichst genau vorgehen sollte.

Achten Sie z. B. darauf, was Sie beim Genuss von unbekannten Lebensmitteln spüren – übersetzen und verstärken Sie diese Sprache. Je mehr Sie auf die feinen Signale, die der Körper sendet, achten, desto häufiger und zuverlässiger werden sie sich einstellen. Stellen Sie sich die Frage: „Ist ... gut für mich?", und achten Sie darauf: Was spüren Sie wo im Körper?

- Kribbeln in den Gliedern
- Druck oder Leichtigkeit in der Magengegend
- Ein (warmes) Strömen oder Fließen (= positiv)
- Ein Gefühl der Kälte, Leere oder Blockierung? (= negativ)

Experimentieren Sie, versuchen Sie, Signale verstehen zu lernen. Wenn Sie also bei bestimmten Nahrungsmitteln ein Kribbeln in den Füßen verspüren, interpretieren Sie dies als ein generelles „Nein" bzw. „Ist nicht gut für mich". Konzentrieren Sie sich darauf, um diese Körpersprache zunehmend besser zu verstehen.

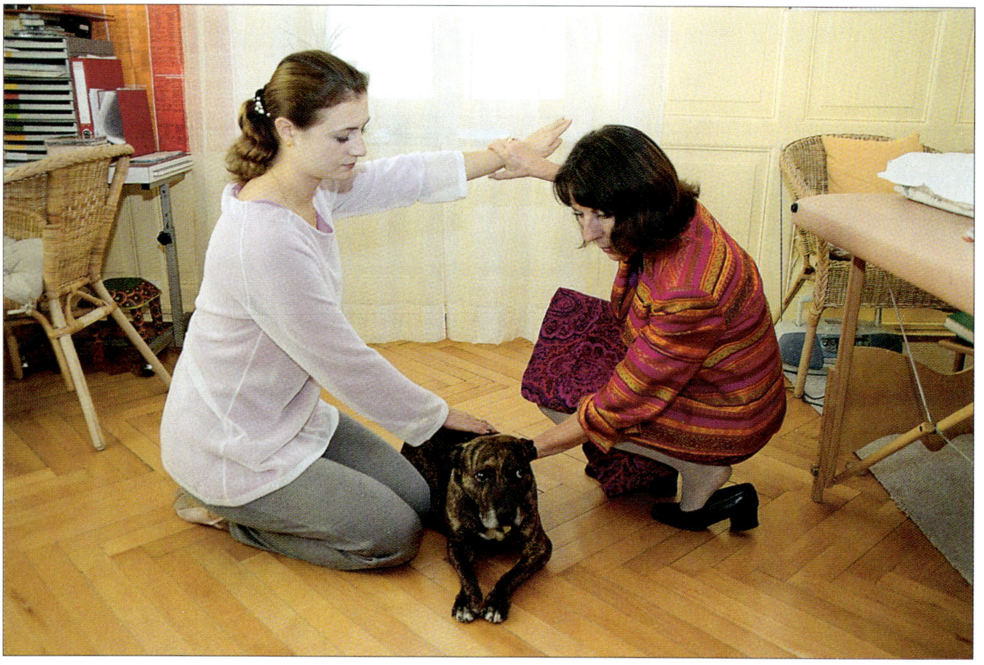

Eine Surrogatperson hilft, die Körperweisheit von Tieren abzufragen.

Auch das Pendeln bzw. Abfragen mit dem Biotensor erzielt dieselben Resultate wie der Museltest. Sehr zuverlässig sind die Antworten dann, wenn man emotional nicht involviert ist. Wie beim Muskeltest gilt: Klare Fragen führen zu klaren Antworten, unklare Fragen erzeugen unklare Reaktionen. Man sollte also nur Fragen haben, die mit einem einfachen

- Ja oder Nein
- ist gut für mich bzw. nicht gut für mich
- wahr oder unwahr

beantwortet werden können und deshalb keine komplizierten Fragen stellen, die Alternativen erlauben könnten. Sie müssen davon überzeugt sein, dass Sie pendeln können, sonst spiegelt sich Ihre eigene Unsicherheit in den Antworten wider. Stellen Sie für sich klar, was ein *Ja* und was ein *Nein* für Sie bedeutet. Das Signal muss klar und deutlich sein. Kollegen oder Freunde reagieren eventuell auf andere Signale. Für Sie selbst darf das nicht von Bedeutung sein.

Austesten von Nahrungsmitteln mit dem Muskeltest, Pendel oder Biotensor

Wie bereits ausgeführt, kann man Nahrungsmittel ebenso austesten, ohne sie deshalb essen zu müssen. Wenn das Bild einer Orange beim Allergiker eine Reaktion auslöst, das Bild einer Zitrone bei vielen Menschen vermehrten Speichelfluss erzeugen kann, wird deutlich, dass die bildliche Vorstellung eines Lebensmittels ausreicht, um eine körperliche Reaktion zu provozieren.

Bevor man mithilfe des Muskeltests bzw. des Pendels oder Biotensors eine Liste von Nahrungsmitteln testet, muss man sich darüber klar werden, was das Ziel ist. Soll das Resultat zu

- besserer Haut
- Gewichtsabnahme
- normalisiertem Blutdruck
- Milderung von Allergien wie z. B. Heuschnupfen, Unverträglichkeiten
- besserem Allgemeinbefinden
- sportlicher Höchstleistung

führen? Für jeden angestrebten Zweck wird mithilfe der Tests die richtige Ernährung ermittelt.

Gefahren beim Muskeltest

Trotz Treffsicherheit von Muskeltests und anderen Methoden, müssen Kinesiologen sich doch bewusst sein, dass Resultate auch verfälscht werden können, etwa durch

- vorgefasste Meinungen, suggestive und rhetorische Fragen
- Beeinflussung von Klienten durch Verängstigen, beispielsweise indem man sagt, „ich denke, Sie haben noch viele Probleme, die
- wir behandeln müssen ..." oder ähnliche Bemerkungen,
- durch Vorurteile, Unkenntnis und Manipulation.

Daneben gibt es noch andere Fehlerquellen, z. B. der Muskel blockiert, ohne dass die Testperson oder der Testor dies bemerken. Mögliche Gründe dafür sind:

- Flüssigkeitsmangel (elektrische Leitfähigkeit, körperinterne Information und Kommunikation sind beeinträchtigt)
- Unklare Fragestellung
- Unsaubere Technik beim Testen: zu langes, zu festes Drücken, Wippen, „Hacken"
- Fragen, die die Kompetenz oder das Wissen des Testors und /oder der Testperson übersteigen.

Fehler dieser Art führen zu unzuverlässigen Antworten und Testergebnissen.

Der Muskeltest darf zudem nicht missbraucht werden, um Entscheidungen aus dem Weg zu gehen, die Beruf, Arbeitsstelle, Wohnung oder Partnerschaft betreffen. Ebenso wenig ist der Muskeltest ein Orakel, Wahrsage- oder Zukunftsdeutungsinstrument.

Techniken – Methoden – Stärkungsmöglichkeiten

Es existieren Hunderte von kinesiologischen Techniken zur Stärkung, zur Lösung von Spannungen, zu Leistungssteigerung, zum Schmerz- und Stressabbau, zum Ausbalancieren von Emotionen, Intelligenzfunkionen, Körperteilen und sogar von Zellen. Die meisten basieren auf folgenden Techniken oder deren Kombinationen:

- Definieren des aktuellen Ziels
- Massieren eines Muskels oder dessen Ansatz
- Massieren, Klopfen oder Halten von bestimmten Punkten am Körper oder auf dem Energiefeld (Reflexpunkte, neurolymphatische Punkte, Trigger-Punkte, Akupunktur-Punkte, neurovaskuläre bzw. elektromagnetische Resonanzpunkte)
- energetisches Streichens eines Meridians (d. h. man streicht im Abstand von ca. 5 cm vom Körper mit der Hand vom Anfangs- bis zum Endpunkt eines Meridians)
- Übungen, evtl. in Kombination mit Zielansätzen, Affirmationen (Kinesiologie-Übungen, Überkreuzen, Energie-Übungen)
- Augenrotation im Zusammenhang mit Zielsätzen
- Finden der zugehörigen Emotion: Jeder Stress, jede Blockade, jede Lernschwierigkeit, jede Krankheit folgt einer auslösenden Emotion
- Austesten von Lebensmitteln

Die genannten Techniken kann man in Kursen erlernen. Zielsätze und Übungen sollten mindestens für die Dauer von drei Wochen wiederholt werden.

Lernen und Stress

Man könnte das Leben als einen ständigen Lernprozess begreifen. Bei vielen Menschen erzeugt dieses Lernen einen Leistungsdruck, die Belastungen erzeugen Stress. Dieser Stress ist ein häufiger Auslöser von physiologischen Störungen. Mancher hat vielleicht noch nicht gelernt, wie mit Umweltbelastungen, Belastungen am Arbeitsplatz oder in der Familie, Krankheit oder Persönlichkeitsmerkmalen umzugehen ist. Deshalb stellen sich möglicherweise Lernprobleme in der Schule, im Studium, bei der Arbeit, Konzentrationsprobleme, unterschiedliche Beschwerden wie Allergien usw. ein, die eine größere Leistung und Entfaltung verhindern. Die Kinesiologie versteht sich hier als praktische Pädagogik.

Der erweiterte Begriff Stress

Die Definition des Begriffs geht auf den Stressforscher, Physiologen und Mediziner Hans Selye zurück. Er bezeichnete damit die Reaktion des Organismus auf Belastungen wie z. B. Krankheitserreger oder extremes Klima, körperliche Anstrengungen oder Gefühle wie Angst oder Wut. Die Folge dieser Belastungen ist eine physiologische Antwort von Menschen und Tieren auf Situationen, über die wir bzw. die Tiere selbst keine Kontrolle haben.

Der Mensch reagiert beispielsweise mit Stress auf bestimmte Alltagssituationen wie etwa im Straßenverkehr. Bestimmte Impulse kann das Gehirn als Gefahr werten und deshalb das zentrale autonome oder vegetative Nervensystem aktivieren. Das autonome Nervensystem kontrolliert die unwillkürlichen Funktionen von Muskeln und Organen einschließlich des Herzens. Der *Sympatikus* steigert die Leistungsfähigkeit des Körpers, um ihn auf eine Konfrontation vorzubereiten (die veränderte Hormonregulation macht aggressiv, die Immunabwehr wird reduziert, Blutdruck und Herzleistung steigen, Zucker wird aus der Leber freigesetzt).

Etwas anderes geschieht, wenn der *Parasympatikus* aktiv wird: Der Blutdruck sinkt, Schwindelgefühle stellen sich ein, die gestörte Hormonregulation bewirkt Depressionen, die Produktion von Körperflüssigkeiten wird angeregt (Tränen, Nase, Urin). Bei Allergikern werden diese körperlichen Reaktionen durch scheinbar banale Anlässe hervorgerufen, der Körper wehrt sich gegen bestimmte Nahrungsmittel oder Umwelteinflüsse. Ungelöster Stress oder Überreaktionen des Körpers führen zu Krankheiten, wie Arteriosklerose, dauerhaft erhöhten Blutdruck, Herz-Kreislauf-Erkrankungen und Autoimmunkrankheiten bis hin zu Krebs.

Konkrete Stress-Situationen

Kinesiologisch gesehen gilt alles als Stress, was das Wohlbefinden oder die Gesundheit in irgendeiner Weise beeinträchtigt, also die subjektive Reaktion von Testpersonen auf bestimmte Lebenssituationen oder bestimmte Alltagserscheinungen wie z. B.

- Prüfung
- Steuererklärung
- Einstellungsgespräch
- Autounfall
- Schlechte Nachrichten
- Körperliche Fehlhaltungen
- Emotionale Fehlhaltungen, unnütze Verhaltensmuster
- Äußere oder innere Reize, die eine Reaktion des Organismus bewirken
- Schlangen
- Spinnen

Konkret bedeutet dies, dass Stress das Problem jedes Einzelnen ist; es ist also nicht so wichtig, was der Auslöser ist, sondern wie ein Mensch jeweils reagiert. Wir alle kennen Menschen, die sehr belastbar sind, die sogar einen gewissen Grad an Belastungen und Aufgaben brauchen, um ausgeglichen zu sein und sich wohl zu fühlen. Andererseits gibt es Menschen, die bereits relativ unwichtige Ereignisse aus der Bahn werfen und die sehr lange brauchen, um selbst mit Kleinigkeiten fertig zu werden. Dies ist ein Frage der persönlichen Konstitution, des Filters (welche Informationen lasse ich zu und wie bewerte ich sie?) und der eingeprägten Ereignisse aus der Vergangenheit.

Anwendungsmöglichkeiten der Kinesiologie

Der Mensch und seine Krankheiten sind mehr als die Summe seiner physikalischen, chemischen, bakteriellen oder physiologischen Prozesse. An diesem Punkt setzt die Kinesiologie an, sie behandelt das „Mehr".

Ein Grund für den zunehmenden Erfolg der Kinesiologie ist das breite Spektrum der Anwendungsmöglichkeiten. Das kinesiologische Wissen kann häufig bei Zuständen oder Syndromen helfen, bei denen die Schulmedizin nicht weiter weiß, und ist in sofern eine ideale Ergänzung der Schulmedizin. Im Folgenden nenne ich einige Anwendungsbeispiele:

Leistungs- und Lernförderung: Förderung der Konzentration, Gedächtnistraining, Ausdauer, Durchhaltevermögen, Durchsetzungsfähigkeit, Leistungssteigerung bei Erwachsenen, Studenten und Kindern, kindliche Verhaltensstörungen, Bewegungs-Ungeschicklichkeiten („zwei linke Hände"), leichtes P. O. S usw. (siehe dazu auch Seite 68 ff.).

Außergewöhnliche Stress- und Belastungssituationen: Vorbereitung auf und Linderung von Prüfungs- und Stress-Situationen. Die Anwendung der kinesiologischen Techniken wirken sowohl für die Zukunft als auch zur Auf- und Verarbeitung von Unfällen, Schock- und Trauererlebnissen aus der Vergangenheit. Auch emotionale Ursachen von Krankheiten wie z. B. ein traumatischer Schock, die zwar viele Jahre zurückliegen können, aber immer noch im Körper gespeichert sind und deshalb den Beginn eines chronischen Krankheitszustandes bedeuten, werden mithilfe solcher Anwendungen erkannt und gelöst.

Familie, Ehe, Beziehungen: Persönliche Bindungen sind oft besonders belastend und Auslöser vieler gesundheitlicher Probleme. Ausgangspunkt für eine erfolgreiche Anwendung ist die Überzeugung, dass man nicht andere, sondern nur sich selbst ändern kann. Das Ziel der kinesiologischen Anwendung ist es daher, die Persönlichkeit zu festigen, von Ängsten, Blockaden, Projektionen, Schuldzuweisungen und falschen Verhaltensmustern zu befreien, die Beziehungen stören.

Fördert die Kinesiologie deshalb etwa Trennungen und Scheidungen? Die Klienten werden üblicherweise auf das zusätzliche Ziel „... zum Wohl von dir und deiner Umgebung" balanciert. Wenn jedoch eine Beziehung so „funktioniert", dass ein Partner den anderen unterdrückt oder ausnutzt, dieser Partner darunter leidet und deshalb die Hilfe der Kinesiologie in Anspruch nimmt, liegt eine Trennung im Bereich des Möglichen.

Haut: Akne, Ausschläge, Ekzeme, unerwünschte Rötung, auch als Folge von falscher Ernährung

Verhaltensweisen, Süchte, Ängste: Körperliche Fehlhaltungen, daraus resultierende Verspannungen, Schmerzen, Verdauungsbeschwerden

Schmerzen: Menstruationsbeschwerden, Kopf- und Gliederschmerzen, Verspannungen, Migräne, Hexenschuss, Arthritis

Herz-Kreislauf: Erhöhter oder zu niedriger Blutdruck, nervöse Herzbeschwerden, Schwindel, Asthma, Heuschnupfen, Atembeschwerden, chronische Bronchitis

Ernährung: Allergien, Unverträglichkeiten

Parasiten: Candida-Mykosen und andere Pilzerkrankungen

Vegetatives Nervensystem, Homöostase: Ganzheitliche bzw. psychosomatische Beschwerden und Syndrome wie Müdigkeit, Energieabfall, Störungen des Schlafrythmus, Jetlag und Nachtarbeit, Alpträume, Stimmungsschwankungen

Emotionale, psychische Probleme: Da Emotionen mit den Meridianen verbunden sind – etwa Schuld und Kummer mit dem Meridian des Dickdarms, Angst mit dem der Niere, Wut mit denen der Leber und Gallenblase, Freude oder Freudlosigkeit mit dem Herzmeridian – können emotionale Probleme durch energetische Arbeit auf dem Meridian gelöst werden. Es gilt dabei nicht, Schuldfragen zu klären, sondern das Befinden zu verbessern.

Chronische Krankheiten: Je länger sie andauern, desto schwieriger die Anwendung. Jahrzehntelange Beschwerden können auch Kinesiologen nur in den seltensten Fällen „kurieren". Eine Besserung bleibt nur von Dauer, wenn gezielte Verhaltensänderungen erfolgen und sich die Lebenseinstellung ändert. Sonst kehren die Beschwerden bald wieder zurück.

Gesundheitsvorsorge, Unterstützung bei Operationen und Heilungsprozessen: Zur besseren Genesung, Vorbereitung oder Begleitung bei komplizierten medizinischen Untersuchungen, bei Therapien, Operationen, Zahnarztbesuchen.

Kinesiologische Strategie

Häufig kommen Klienten mit körperlichen Beschwerden zum Kinesiologen, die schon in ärztlicher Behandlung gewesen sind – vergeblich. Vom Arzt bekamen sie Medikamente, die nicht oder nur vorübergehend wirkten. Symptome wurden unterdrückt, die Ursachen aber nicht bekämpft. Vielfach handelt es sich dabei um Erkrankungen des vegetativen Nervensystems, die in Wechselwirkung mit emotionalen Auslösern stehen – Ängsten, Phobien oder mangelndem Durchsetzungsvermögen. Eine ausführliche Beschreibung der Anwendungen finden sich im Kapitel Seite 45 ff.

In der Kinesiologie arbeitet man nicht allein an den Symptomen, sondern fragt, was die Klienten gerne tun würden, wenn sie das Problem nicht hätten, oder generell, wie sie ihr Potenzial erweitern möchten. Diese Frage führt zu einer positiven Zielsetzung. Das Gehirn reagiert besser auf positive Ziele. Der Organismus stellt sich zwar auch auf negative Ziele ein, beispielsweise auf Angst vor Krankheit als Motivation für Gesund-Leben und Gesund-

Essen, man wird dann aber keinen dauerhaften Heilerfolg erzielen. *Im Körper gespeicherte Informationen können mithilfe der Kinesiologie non-verbal gelesen und abgerufen werden.*

Durch den Muskeltest werden die vorherrschenden Ziele erarbeitet. Nach der Festlegung des Ziels wird der Körper erneut mit dem Muskeltest abgefragt, um die geeignete kinesiologische Methode herauszufinden. Der Muskeltest wird die richtige Methode anzeigen (man spricht daher auch vom „Indikatormuskel"), auch wenn dies dem Klienten nicht bewusst ist. Vielfältige Erfahrungswerte zeigen, dass das „Informationssystem" des Klienten fähig ist, die für ihn geeignetste Methode zu erkennen. Der Muskeltest funktioniert auch dann, wenn der Klient mit den Fragen und Methoden, die ihm angeboten werden, nichts anfangen kann. Die zugrunde liegende Theorie lautet, dass Informationen abgerufen werden können, solange sie bei einem der Teilnehmer gespeichert sind. So kann auch der Fall eintreten, dass ein Experte sich von einem Kinesiologen, der nicht genau weiß, worum es geht, testen lässt und dieser dennoch zu den richtigen Antworten kommt. Um herauszufinden, wo die Ursache für Beschwerden zu suchen ist, geht der Kinesiologe nach einem Abfrageraster vor.

Abfrageraster
Worum handelt es sich?

- eine Allergie oder Unverträglichkeit
- fehlende oder zu durchlässige Schutz- oder Filtermechanismen gegenüber Umweltreizen und Informationen
- psychologische/emotionale Störungen
- Störungen der Umwelt (Beleuchtung, Ernährung, geopathischer Stress, Elektrosmog)
- sozialer, Arbeits- oder Familienstress
- körperliche Störungen (physiologisch, vegetativ)
- Veränderungen (Lebensphasen, Verlust der Arbeitsstelle, Trennung, Scheidung, Persönlichkeit)
- Störungen des Energieflusses (elektrisch, elektromagnetisch)
- Intelligenzfunktionen, mangelnde Integration von Hirnbereichen
- spirituelle oder philosophische Fragen

Nach der Festlegung des Themas werden mit dem Muskeltest immer die folgenden Fragen geklärt:
Muss zunächst

- die Biographie untersucht werden, da noch eine energetisch ungelöste Störung aus einer früheren Lebensphase beteiligt ist
- ein neues Programm erstellt werden (Kodierung)
- Hilfs- oder Begleitmittel eingesetzt werden (Übungen, begleitet von Affirmationen oder Zielsetzen; Hilfsmittel der Schwingungsmedi-

zin wie z. B. Essenzen, Homöopathie, aber auch Farben, Frequenzen/Stimmgabeln) usw.
Anschließend werden folgende Zusatzfragen gestellt:

- Besteht noch mehr Informationsbedarf?
- Welches Problem oder Thema hat heute Priorität?
- Ist ein definiertes Ziel oder ein Zielsatz angebracht?
- Welche Anwendung ist angezeigt? Übungsprogramme, Punkte halten oder sonstige Stimulation des Körpers bzw. Energienetzwerks des Klienten?
- Gibt es Übungen für zu Hause (z. B. tägliche oder mehrmals tägliche Wiederholungen eines Zielsatzes inkl. Übungen, mindestens für drei Wochen)?

Dies sind die wichtigsten Fragen, die während einer Kinesiologie-Anwendung gestellt werden.

Darüber hinaus gibt es noch eine ganze Reihe von vielen Zusatz- und Nebenfragen, die innerhalb eines entsprechenden Kinesiologie-Programms zur Sprache kommen können.

Eine Kombination verschiedener Methoden führt zur Stärkung der Persönlichkeit, des Energiesystems sowie des Gleichgewichts der verschiedenen physiologischen und neurovegetativen Netzwerke innerhalb des Körpers (Homöostase). Klienten berichten immer über eine eindeutige – zumindest vorübergehende – Besserung ihres Allgemeinbefindens (siehe auch folgendes Kapitel Seite 45 ff.).

Mulitfaktorieller Aufbau einer Beschwerde oder Krankheit

Beschwerden haben meist mehrere Ursachen. Oft sind dies Allergien auf Nahrungsmittel, ungelöste emotionale Probleme, teils hirnorganisatorische Faktoren – wenn also die Hirnhälften (linke/rechte, obere/untere, hintere/vordere) nicht richtig zusammenarbeiten. Weitere Faktoren können Energieblockaden im Meridian- und/oder Chakrasystem sein.

Altersregression

Die Biografie des Klienten kann vom Zeitpunkt der Geburt an untersucht werden. Der Muskeltest wird im Normalfall mehrere Ereignisse anzeigen, dennoch ist es unerheblich, alle Einzelheiten ins Bewusstsein zu rufen oder gar zu analysieren. Die Anwendung ähnelt vielmehr dem Umbenennen einer Computer-Datei. Das genügt, um die energetische Blockade zu lösen; der Inhalt der Datei muss nicht nochmals abgerufen werden.
Das bedeutet allerdings nicht, dass die damaligen Erlebnisse im tiefenpsychologischen Sinn aufge- oder verarbeitet wären. Sie lösen jedoch keinen physiologischen Stress mehr aus, damit ist also das kinesiologische Ziel erreicht.

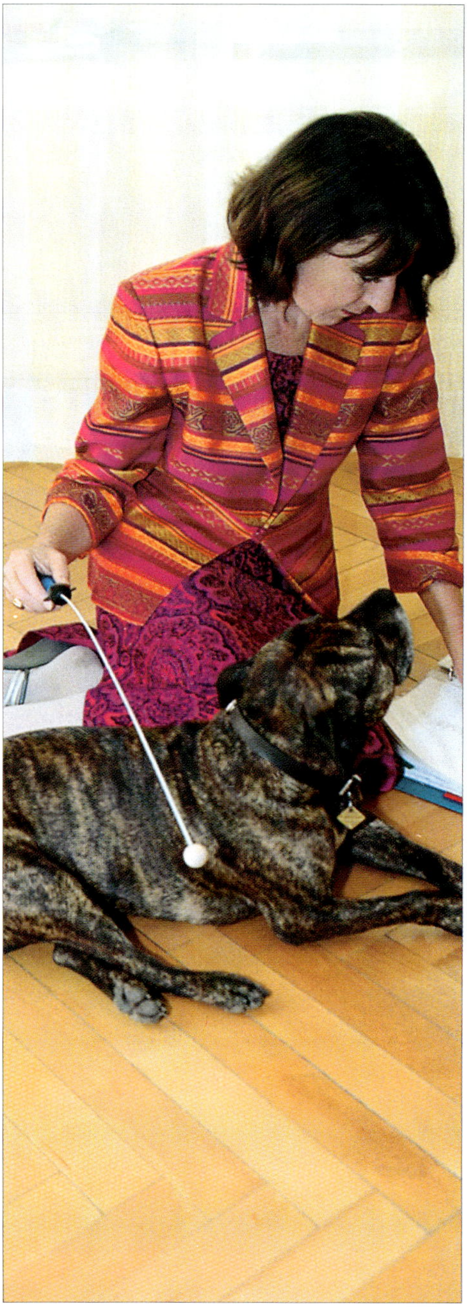

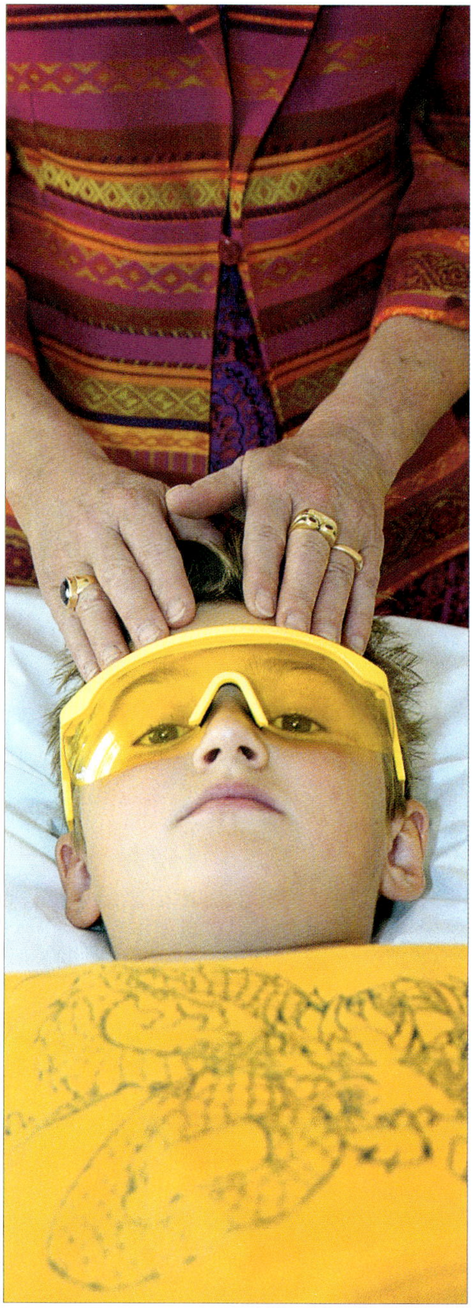

Links: Das Pendel bzw. die Rute hilft weiter, um Tieren zu helfen.
Rechts: Hilfs- oder Begleitmittel – wie z. B. Farbbrillen – können zur Verstärkung der energetischen Anwendung eingesetzt werden.

Stressablösungstechniken – Stress Release

Zur Korrektur stressbedingter Probleme werden bei der Anwendung bestimmte Punkte am Körper – häufig die Stirnpunkte, also die neurovaskulären Punkte des Magenmeridians oder der höchste Punkt am Kopf in Kombination mit anderen Punkten – eine bestimmte Zeit lang gehalten. Dies reicht in den meisten Fällen aus, um ein energetisches Ungleichgewicht in Bezug auf das aktuelle Thema oder Ziel auszugleichen. Als nächster Schritt werden die einzelnen Faktoren, die das Problem, Thema oder Ziel ausmachen, Schritt für Schritt „abgelöst". Bei manchen Klienten reicht eine Ablösung für alle Faktoren, bei anderen Klienten ist für jeden Faktor, der am Stress bzw. am Unwohlbefinden beteiligt ist, eine einzelne Ablösung erforderlich.

Zum Schluss der Anwendung fühlt sich der Klient grundsätzlich besser und erleichtert, meistens leicht schwindlig und müde, da das Energiesystem umgelenkt und neu organisiert wurde. Dann bekommt der Klient das Ziel, das in der Stunde erarbeitet wurde, als „Homeplay" – d. h. er muss mehrere Wochen täglich mindestens einmal die ausgewählten Übungen wiederholen, begleitet und unterstützt von Brain-Gym oder Ähnlichem. Dadurch wird das während der Stunde erarbeitete Ziel, das gleichzeitig neue „neuronale Bahnen" gelegt hat, gefestigt, damit es nicht bei der nächsten Stress-Situation gleich wieder zerbricht.

In der ersten Stunde werden oft die deutlichsten Fortschritte erzielt, die folgenden Stunden dienen der Vertiefung und Festigung. Üblich ist eine sechsmalige Anwendung, um alle Faktoren, die bei der Entstehung einer Krankheit oder von Hindernissen, die das Ziel verstellen, eine Rolle spielen, zu berücksichtigen.

In jeder Stunde wird ganz gezielt auf ein einzelnes Thema eingegangen und an allen Faktoren, die daran beteiligt sind, gearbeitet.

Kodierung, Programm, alte Verhaltensmuster

Verhaltensmuster werden geprägt, indem beim ersten Erleben einer Situation im Gehirn ein Programm, eine Kodierung erstellt wird. Dies geschieht meist schon im frühen Lebensalter. Danach reagiert ein Mensch sein Leben lang immer gleich auf diese Situation oder auf etwas, das genauso wahrgenommen wird. Als Beispiel sei die Reaktion eines Allergikers auf Orangen erwähnt. Im frühen Kindesalter aß jemand einmal zu viele Orangen und überschritt dadurch die Toleranzgrenze. In späteren Lebenslagen reagiert der Körper immer noch mit Intoleranz auf Orangen. Wenn dann noch andere Stressfaktoren dazu kommen, die Toleranzschwelle insgesamt gesenkt oder überschritten wird, genügt schließlich das Bild einer Orange, um eine allergische Reaktion auszulösen. Derselbe Prozess läuft auch in der Begegnung mit Mitmenschen ab – so reagiert man negativ auf eine Person, weil diese unbewusst an eine Lehrerin aus der Schule erinnert, mit der man unangenehme Erlebnisse verbindet. Die Reaktion auf die damalige Lehrerin kann aufgrund der Programmierung auf eine andere Person übertragen werden und verursacht deshalb Stress.

Wem kann eine kinesiologische Beratung helfen?

Für kinesiologische Anwendungen entscheiden sich Menschen aus unterschiedlichen Gründen. Dies sind u. a. Menschen,

- die Verantwortung für sich und ihr Wohlbefinden übernehmen wollen,
- die erkannt haben, das Medikamente für ihre Beschwerden nicht die richtige Antwort sind,
- Menschen mit wenig Zeit, die wissen, dass die Kinesiologie effizient und tiefenwirksam zugleich ist
- die Ursache von Beschwerden, nicht die Symptome behandelt wissen möchten
- die ihre Probleme ganzheitlich angehen möchten
- Menschen mit diffusen chronischen und vegetativen Beschwerden.

Möglichkeiten und Grenzen der Kinesiologie

Die Kinesiologie ist kein Allheilmittel, deshalb wird auch die Zusammenarbeit mit Schulmedizinern angestrebt. Die Möglichkeiten und Grenzen sind in der Ausbildung der praktizierenden Kinesiologen sowie den ethischen Standesregeln niedergelegt. Kinesiologen ohne entsprechende Ausbildung dürfen keine medizinischen Diagnosen stellen. Die Anwendungen oder kinesiologische Methoden werden im Übrigen dadurch beschränkt, dass dauerhafte Verbesserungen nur erreicht werden können, wenn die der Krankheit, dem Unwohlsein, der Blockade zugrunde liegenden Verhaltensmuster und die Einstellung zur Welt und den Mitmenschen gegenüber sich verändert. Dies ist natürlich leichter gesagt als getan. Es hängt also sehr viel von der Mitarbeit des Klienten ab. Je intensiver die Mitarbeit, desto effizienter und dauerhafter die erreichbaren Erfolge.

Fallbeispiele aus dem kinesiologischen Alltag

Arbeit – Coaching – Ziele setzen

Emotionale Leistungshemmer

Allergien – Nahrungsmittel-unverträglichkeiten – Lebensführung

Energetische Probleme und Schlaf

Arbeit – Coaching – Ziele setzen

Die Kinesiologie kann zur Unterstützung der Karriere beitragen, neue Wege in schwierigen Situationen aufzeigen, die Durchsetzungsfähigkeit aufbauen und andererseits innere Blockaden abbauen, die z. B. durch Angst vor Verlust der Arbeitsstelle mitverursacht werden können.

Überkreuzübungen dienen dem kinesiologischen Zweck der Hirnintegration, sodass Denken und Fühlen, das Bewusste und das Unbewusste harmonisch zusammenarbeiten.

Um mit dem ersten Fallbeispiel zu beginnen: Niklaus entschließt sich zu einer kinesiologischen Beratung und darauf folgende Anwendung; nicht weil er krank ist, sondern weil er ausgeglichener sein und mehr Energie haben möchte.

Der junge Angestellte arbeitet in einem Großkonzern und ist Vater von zwei kleinen Kindern. Er möchte seine vielfältigen Aufgaben – am Arbeitsplatz, als Ehemann und Vater – besser und mit weniger Aufwand, Kraft und Anstrengung bewältigen. Trotz geringer Vorkenntnisse sind kaum Erklärungen hinsichtlich positiver und negativer Energien notwendig, da der Klient das Wesen der Energieflüsse bereits intuitiv erfasst hat.

Man befragt das Unbewusste bzw. die innere Weisheit danach, welches Thema am wichtigsten ist, um den beruflichen, privaten und gesundheitlichen Erfolg möglichst dauerhaft zu festigen.

Die Körperweisheit zeigt immer das Beste für eine Person an. Mit dem Muskeltest werden diverse kinesiologischen Programme durchgetestet. Beim derzeit wichtigsten Thema zeigt der Körper eine Änderung in der Muskelspannung an. Bei Niklaus werden Probleme mit einem Kollegen am Arbeitsplatz offenbar.

Der Klient bejaht dies und wird mit einer kinesiologischen Technik gestärkt, damit das Arbeitsklima sich harmonischer gestaltet. Tatsächlich berichtet er beim nächsten Besuch, dass sich die Beziehung zu seinem Kollegen verbessert hat.

Beförderung dank Coaching

Niklaus möchte Hemmungen abbauen, die er bei Präsentationen vor größerem Publikum spürt. Dies ist kinesiologisch gesehen ein Lernproblem, das am besten mit Edu-Kinesiologie, einer Neubahnung oder Hirnintegration nach Paul Dennison therapiert wird.

Überkreuzübungen
Durch das körperliche Überkreuzen der Mittellinie („Cross Crawl") arbeiten die Hirnhälften bzw. die Hirnbereiche, die bis jetzt nicht oder nur mangelhaft koordiniert waren, besser zusammen. Bisherige Schwierigkeiten beim Lernen oder Erreichen von Zielen vermindern sich, sodass das Ziel leichter erreicht wird.

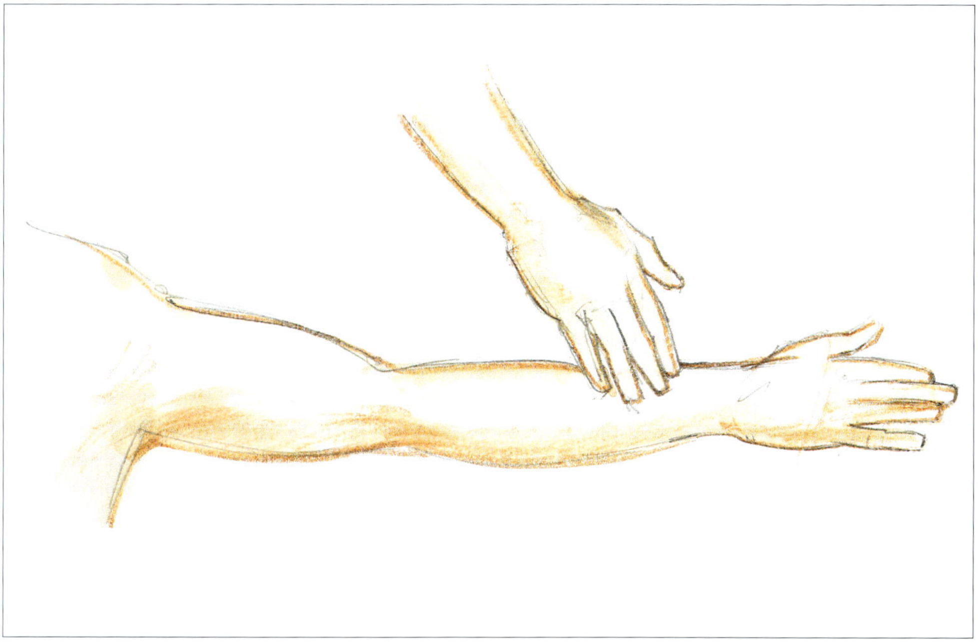

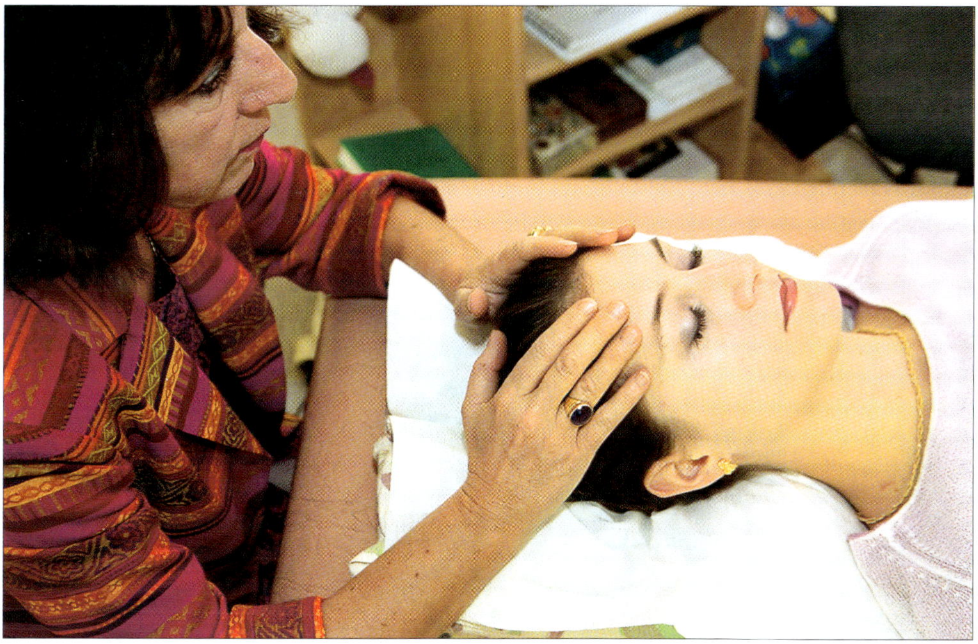

Oben: Der Muskeltest zeigt an, welches Thema heute Priorität hat.
Unten: Das Halten von Stirnpunkten bewirkt Entspannung auf vielen Ebenen – geistig, emotional, mental, körperlich.

Niklaus muss viele Male überkreuzen und die Übungen zu Hause fortführen, während er an das erarbeitete Ziel „leicht und locker vor Menschen sprechen“ denkt. Er berichtet später, dass er befördert wurde und dass die regelmäßigen, in dreimonatigen Abständen durchgeführten kinesiologischen Anwendungen ihm geholfen haben.

Verkaufs- und Energiefluss

Die Jungmanagerin Jessica, Softwareverkäuferin in einer großen Computerfirma, klagt über Heuschnupfen. Nach wenigen Minuten stellt sich heraus, dass Nahrungsmittelallergien oder -unverträglichkeiten eine wesentliche Ursache für ihre Beschwerden sind. Mithilfe von 14 Muskeltests (Touch for Health) wird eine Nahrungsmittelliste ermittelt. Auf dieser Liste sind die für die kommenden Wochen zu meidenden Lebensmittel gestrichen. Beim Austesten nach dem kinesiologischen Programm „Global-Kinesiologie“ nach Léon Susswein verweist die Körperweisheit auf frühkindliche, noch ungelöste emotionale Probleme, auf „Frühängste“.

Coaching
Emotionale ungelöste Blockaden hemmen die Verkaufsmotivation. Die innere Weisheit der Klientin bringt durch das richtige Befragen mittels Muskeltest das richtige Ergebnis und zeigt zugleich den richtigen Weg zum Empowerment an.

Jessica beginnt nach kürzester Zeit zu weinen und berichtet, dass ihre Mutter, eine strenge Methodistin, sie nie geliebt und sie moralisch immer streng be- und verurteilt habe. Beim nächsten Besuch berichtet sie, dass sie sich dank der Diät und der Anwendung nun viel besser fühlt. Allerdings komme die Mutter in einigen Tagen zu Besuch.

Jessica wurde auf das Ziel „Ich kann mich behaupten“ ausbalanciert. In der Folge konnte sie sich recht gut gegen die Übergriffe der Mutter wehren.

Jessica ist heute fähig, ihrer Mutter klarzumachen, dass sie ihr eigenes Leben lebt, dass sie deshalb kein schlechter Mensch ist und nicht dauernd verurteilt werden möchte. Die Mutter nimmt ihr das sehr übel, wird jedoch früher oder später einsehen, dass sie nicht das Recht hat, über ihre Tochter zu herrschen. Um es mit den Worten von Kahlil Gibran aus seinem Buch „Der Prophet“ zu sagen: „Deine Kinder sind nicht deine Kinder. Sie sind die Söhne und Töchter des Lebens, dass sich nach sich selber sehnt. Sie kommen durch dich, aber nicht von dir. Und obwohl sie mit dir sind, gehören sie nicht dir, du kannst ihnen deine Liebe, aber nicht deine Gedanken geben – weil sie ihre eigenen Gedanken haben. Du kannst ihre Körper beherbergen, aber nicht ihre Seelen, weil ihre Seelen im Haus von Morgen zu Hause sind, wo du keinen Zugang hast. Versuche nicht, sie dir gleich zu machen. Das Leben geht vorwärts, nicht rückwärts. Du bist der Bogen, von welchem deine Kinder als Pfeile in die Zukunft ausgesandt werden."

Nachdem nicht nur die inneren Blockaden aufgelöst, sondern auch die Allergien erfolgreich behandelt wurden, berichtet Jessica, dass sie sich auch am Arbeitsplatz besser durchsetzen könne und erfolgreicher sei.

Coaching
Aus dem Chaos der Störung das herauszufinden, was gut ist, und daraufhin stärken. Unbewusste Störfaktoren, die zum Misserfolg geführt haben, identifizieren und kinesiologische Übungen anwenden. In der Kinesiologie wird am positiven Ziel, nicht am Problem gearbeitet. Das führt zum Erfolg.

Umleiten von körpereigener Energie durch Resonanzpunkte

Auf dem Meridian-System fließt die elektrische Lebensenergie „Chi". Sie steuert alle Lebensprozesse, also auch das Verhalten. Wenn ein Verhalten geändert werden muss, der Anstoß zu einer Richtungsänderung des Energieflusses gegeben werden soll, kann dies durch das Halten von so genannten „Resonanzpunkten" initiiert werden. Resonanzpunkte befinden sich meistens auf den Meridianen. Laut Léon Susswein, dem Begründer des Systems der „Gesamtkinesiologie", bewirkt das Berühren einer Körperzone maximaler elektromagnetischer Aussendung, die mit einem Stimulus oder einem bestimmten Gedanken zusammenhängt, eine Verstärkung des Signals um das 1500–2000-fache. So ist es möglich, die minimale Speicherungsschwelle zu überschreiten und in den Bereich von Millivolt zu gelangen, um ein Programm zu korrigieren.

Burnout

Burnout, Ausgebranntsein, hat viele Ursachen, entsteht z. B. durch zu lange Arbeitszeiten bzw. zu wenig Unterhaltung, Ferien, Sport und Entspannung. Anfällig sind Menschen mit viel Publikumskontakt, Angehörige helfender Berufe, Ärzte, Journalisten, Bankangestellte, allein erziehende Mütter. Die Symptome beginnen schleichend: Bluthochdruck, Depressionen, Vergesslichkeit, Verlust der Planungs- und Organisationsfähigkeit, Schlafstörungen, Kontaktschwierigkeiten, vorzeitiges Altern und Krankheit. Krebs, Herz-Kreislauf-Erkrankungen und Störungen im Immunsystem sind u. a. die Spätfolgen. Dazu möchte ich zunächst einige Fälle aus meiner täglichen Arbeit schildern:

Ernst überlegt, ob er sich selbstständig machen soll, bevor die Situation an seinem Arbeitsplatz unerträglich wird. Seine Versicherungsgesellschaft hat soeben mit einer Krankenkasse fusioniert und wird umstrukturiert. Nichts soll bleiben, wie es ist, alles soll besser und effizienter werden – die Mitarbeiter halten allerdings nicht viel davon. Dennoch sind alle im Zugzwang, da jetzt vieles geändert werden muss. In diesen Zeiten der Herausforderung zeigt sich Ernsts alte Schwäche – er kann nicht nein sagen. Die Überlastung äußert sich durch Bluthochdruck, Ohrenschmerzen, Übergewicht, Gelenkprobleme und eine Neigung zu Depressionen. Der Muskeltest gibt an, dass trotz leichten Übergewichts Abnehmen jetzt keine Priorität hat. Dennoch soll Ernst eine leichte Diät halten, weil bestimmte Nahrungsmittel sein bereits überlastetes System zusätzlich strapazieren. In einer solchen Lebensphase müssen alle vermeidbaren Stressfaktoren ausgeschlossen werden. Der Muskeltest gibt an, dass der Gesamtstress die Toleranzgrenze des Klienten bereits um 30 % überschritten hat. Auf Anfrage bestätigt Ernst, dass seine Bekannten ihn ermutigen, den Sprung in die Selbstständigkeit zu wagen. Finanziell wäre dies möglich, dennoch verzichtet Ernst aus Gründen der Sicherheit und Bequemlichkeit vorerst darauf. Er fühlt sich zu überlastet, um die notwendigen Schritte planen und ausführen zu können.

Seinen eigenen Bedürfnissen räumt Ernst zu wenig Platz ein, er hat keine Zeit für Coaching, für Beratung und auch nicht für sich selbst. Die nächsten zwei Termine verpasst oder vergisst er. Er verspätet sich häufig und ist außerdem schwer kontrollierbaren Emotionen ausgeliefert, die ihn zur Unzeit belasten.

Ernst ist – ohne es zu wissen – auf dem besten Weg zum „Burnout-Syndrom". Der Biochemiker, Arzt und Stressforscher Hans Selye beschreibt die drei Phasen, mit denen der Körper auf übermäßige Belastung reagiert, so: Alarm, um den Körper auf Kampf oder Flucht vorzubereiten. Dabei werden durch den Sympatikusnerv die Stresshormone Adrenalin und Noradrenalin ausgeschüttet. Innerhalb kürzester Zeit steigen Puls, Blutdruck und Atemfrequenz, die Skelettmuskulatur wird besser durchblutet. Bei schwerem oder langanhaltendem Stress jedoch bricht das Anpassungsvermögen zusammen. In diesem Stadium des Burnout können durch Versagen der Nebennieren immer mehr stressbedingte Krankheiten auftreten – sogar mit tödlichem Ausgang.

Ungelöster Stress führt zu Kalzium-Ablagerungen in den Arterien, Gelenken und im Glaskörper des Auges, was den Alterungsprozess beschleunigt. Durch genügend Ruhe, Schlaf und Entspannung kann man sich von der Erschöpfung erholen. Viel hängt von der subjektiven Einstellung ab. Positiver Stress, so genannter Eustress, z. B. durch eine befriedigende Aufgabe, hat dagegen keine krank machenden Auswirkungen. Deshalb sind Führungskräfte weniger anfällig für stressbedingte Krankheiten als Menschen, die in untergeordneten Positionen arbeiten.

Regelmäßig angewandte Techniken zum Stressabbau wie etwa Autogenes Training, kinesiologische Übungen, Tai-Chi, Yoga oder Meditation können krank machende Auswirkungen verhindern. Dies ist wissenschaftlich erwiesen. Einige Menschen in Führungspositionen verzichten jedoch auch auf solche Maßnahmen zum Stressabbau, weil sie sich nicht eingestehen wollen, dass sie Probleme mit ihrem Stressmanagement haben.

Die Traditionelle Chinesische Medizin und die Kinesiologie unterscheiden fünf Haupt-Stressfaktoren, die zu Burnout oder stressbedingter Erkrankung führen können:

- *Körperstruktur:* Körperhaltung, Haltungsdysbalancen, zu viel oder zu wenig Sport oder die falsche Sportart, Unfallfolgen, körperliche Faktoren
- *Umwelt:* Reaktionen auf ungünstige Beleuchtung (fluoreszierendes Licht), Computer, Lärm, Strahlungen, Verschmutzungen, verunreinigtes Wasser, Pollen, Klima usw.
- *Emotionen:* Ängste, Phobien, Selbstwertprobleme, unbrauchbare alte Verhaltensmuster, Reaktionen auf Mobbing, Familienstress usw.
- *Verhalten:* zu wenig Schlaf und Erholung, Medikamenten-, Alkohol-, Nikotinmissbrauch, falsches Zeitmanagement, Perfektionismus, Workaholismus
- *Chemie:* zu wenig Wasser, falsche Ernährung

In seinen Büchern „Success over Distress" und „Stress Release" beschreibt der Begründer der gleichnamigen Kurse und Autor Wayne Topping die Anzeichen und Phasen des mentalen, emotionalen und körperlichen Zusammenbruchs und erklärt die kinesiologischen Gegenstrategien.

Drei Einzelfälle von Burnout

Therese, Mitte 50, arbeitet bei einer kleinen Privatbank. Sie hat von einer Kollegin einiges über die positiven Auswirkungen der Kinesiologie erfahren.

Therese zeigt alle typischen Symptome des Burnout-Syndroms. Schlaflosigkeit, Heißhunger und Erbrechen, Verdauungsstörungen, Hautausschläge, Konzentrations- und Gedächtnisstörungen, Kiefersperre, denn sie muss „auf die Zähne beißen". Die Arbeit sei anstrengend, die Arbeitszeiten sehr lang, der Chef unsympathisch. Ihr Stressniveau liegt 70 % über dem normalen Niveau. Beim Austesten von Aussagen wie „ich bin liebenswert", „ich bin unerwünscht" und anderen Aussagen, die Vertrauen in die Zukunft und Lebensfreude betreffen, reagiert sie immer negativ. Therese ist jedoch offen für Erklärungen und erkennt, dass sie dabei ist, ihre Gesundheit zu ruinieren. Nach fünf Beratungsstunden fühlt sie sich besser und überlegt, wie sie ihr Leben und ihre Arbeit anders und befriedigender gestalten könnte. Wenn sie die notwendigen radikalen Veränderungen nicht in Angriff nimmt, werden die Symptome bald wieder zurückkehren.

Manuela arbeitet bei einer Züricher Privatbank. Sie ist einerseits Anlageberaterin, andererseits aber auch „Mädchen für alles". Während ihrer langjährigen Tätigkeit hat sie viele jüngere Männer an sich vorbei die Karriereleiter hinaufklettern sehen. Bestimmte Sekretariatsarbeiten blieben trotz ihrer anspruchsvollen Beratungstätigkeit

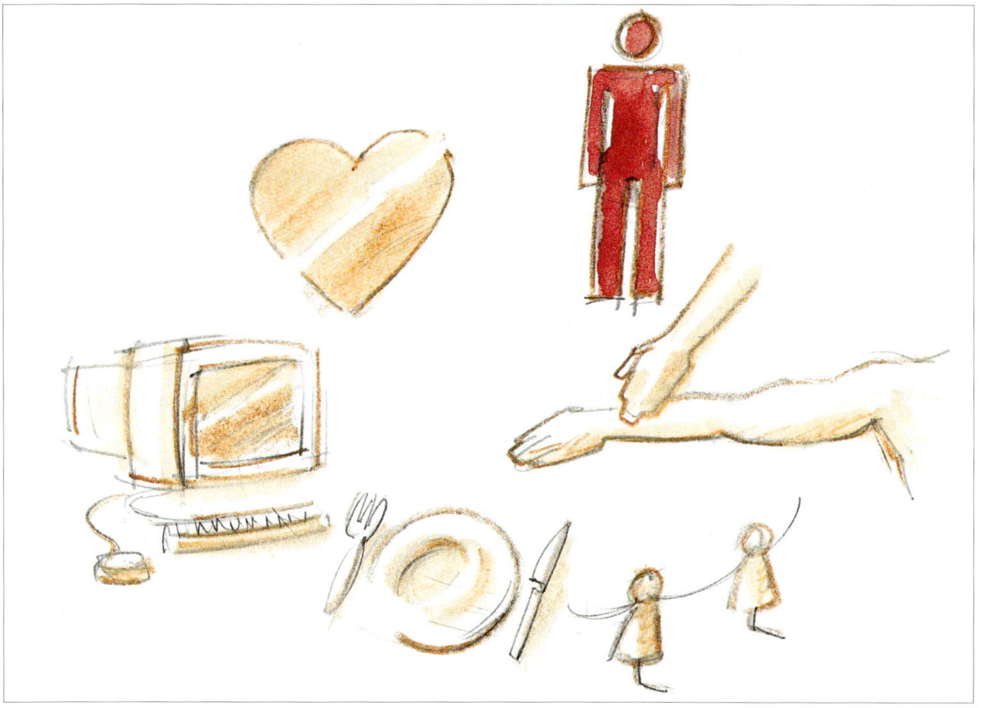

Es sind immer viele Faktoren an einer Beschwerde beteiligt. Einer davon kann „das Fass zum Überlaufen bringen", sodass erst dann körperliche Anzeichen sichtbar werden.

dennoch an ihr hängen; beide Tätigkeiten sind eigentlich Vollzeitjobs. Kürzlich erlitt sie nun einen Nervenzusammenbruch. Nebenbei berichtet sie, dass einige Kollegen im letzten halben Jahr mehrfach über akute Herzbeschwerden geklagt hätten. Keiner dieser Angestellten ist älter als Mitte 40. Nach einer viel zu kurzen Erholungsphase leidet sie nun unter Atembeschwerden, Druck auf der Brust und Nervosität.

Die kinesiologische Anwendung verbessert ihren Zustand nur vorübergehend; zu Beginn der Stunde zeigt der Test ein Stressniveau jeweils weit über 150 %. Getestet wird mit der Frage: Ist dieser Körper in seinem optimalen Energie-Gleichgewicht? Ist die Antwort nein, heißt die Anschlussfrage: Zu wie viel Prozent ist der Körper unter bzw. über seinem optimalen Gleichgewicht? Dabei können Werte bis 200 % angezeigt werden. 100 % wäre der subjektiv optimale Wert. Zum Ende der Anwendung ist der Test normal, das körperlich-seelisch-geistige Gleichgewicht ist nicht mehr gestört. Der Effekt dieser Anwendungen hält etwa drei Wochen an.

Am erfreulichsten ist die Geschichte der Klientin Berta. Auch sie leidet unter Stress und erzählt, dass sie vor einigen Jahren durch Mobbing ihre Stelle verlor. Ihre Bank beauftragte einen Unternehmensberater, alle „unproduktiven", „ineffizienten" Mitarbeiter zu entlassen oder sie zur Kündigung zu veranlassen. Nachdem alle altgedienten Angestellten auf diese Art entlassen wurden oder gekündigt hatten, waren die Ergebnisse rückläufig: Die Bank war von der Gewinn- in die Verlustzone geraten. Der Berater seinerseits müsste nun gehen, und fast alle ehemaligen Mitarbeiter wurden wieder eingestellt. Heute arbeitet die Bank wieder mit Profit – Berta, vormals Mitglied der Geschäftsführung, verzichtete inzwischen auf diese Position und ist stattdessen nur einfache „Bankangestellte".

Der Stress wäre für sie unerträglich gewesen. Berta spricht sehr gut auf die kinesiologische Anwendung der internen Filter- und Schutzmechanismen an. (Unter Filtermechanismen versteht man in der Kinesiologie die Fähigkeit, die von außen einstürmenden Reize und Informationen zu selektieren. Schutzmechanismus ist die Fähigkeit, sich von unnötigen oder unangenehmen Informationen, Emotionen oder Ereignissen abzugrenzen.) Sie beendet die Anwendung nach nur vier Sitzungen. Sie hat einige Änderungen in ihrem Leben vorgenommen, ihre Arbeitszeit auf 80 % reduziert, ihre materiellen Ansprüche zurückgestuft und fühlt sich nun deutlich besser.

Wer ist für Burnout besonders anfällig?
Folgende Berufsgruppen sind besonders betroffen:

- *Menschen in helfenden Berufen,* an die hohe Erwartungen gestellt werden, mit unregelmäßigen Arbeitszeiten
- *Ärzte und Krankenschwestern,* die viel menschliches Leid und Sterben miterleben
- *Feuerwehr-, Sanitätsleute und Amulanzfahrer,* die immer abrufbereit sein müssen und häufig Extremsituationen begegnen
- *Menschen, die in der Öffentlichkeit stehen, Politiker, Busfahrer, Polizisten usw.*
- *Schicht- und Nachtarbeiter* oder Menschen mit eintöniger Routinearbeit
- *allein erziehende berufstätige Mütter*
- *Journalisten,* die immer unter Termindruck stehen
- *Hausfrauen* (Frauen sind ohnehin anfälliger als Männer, Hausfrauen anfälliger als andere Frauen)
- *Bankangestellte* und Angestellte von restrukturierenden Großfirmen

Symptome
Burnout äußert sich in folgenden Symptomen:

- Erschöpfung, ständige Müdigkeit, Anfälligkeit für Infektionen, Schlafstörungen (Schlaflosigkeit oder ständig wachsendes Schlafbedürfnis)

- Ess-Störungen
- Kopf- und Rückenschmerzen
- Kieferschmerzen und -sperre
- Frustration, Langeweile, Apathie, Depression, das Gefühl, schlecht behandelt zu werden
- Gefühl schwindender Effizienz
- Auf Ferien, Pausen, normale Arbeitszeiten wird verzichtet, „weil es ohne mich nicht geht“
- Konzentrationsstörungen, Entscheidungsunfähigkeit
- Gereiztheit, Ungeduld
- Gefühl der Distanz und Isolation
- Selbstvertrauen und Selbstwertgefühl nehmen ab

Die Bedeutung des richtigen Ziels

Wenn jemand kein langfristiges Ziel verfolgt, hat dies oft Stress, Orientierungslosigkeit und chaotische Lebensführung zur Folge. Man lässt den Zufall walten und extreme Einflüsse über sich bestimmen. So fehlen auch kurzfristige Ziele und Motivation. Wenn kurz- und langfristige Ziele für alle Lebensbereiche – Körper, Seele, Geist, Beruf, Sport, Soziales, Kultur, Spirituelles – auch schriftlich niedergelegt und/oder im Körper verankert werden, weiß man immer, ob man dem Ziel näher kommt oder nicht. Hält man diese Ziele schriftlich fest, ist der Erfolg oft messbar höher.

Ausbrechen aus zu starren Strukturen, die Förderung der Kreativität, das bessere Hören auf die innere Stimme können ebenso wichtige Ziele sein. Das kinesiologische „Verankern“ löst im Gehirn einen elektrischen Impuls aus, der die körpereigenen Energien fokussiert. „Fuzzy logic“ (siehe Anhang) verhilft auch bei allgemein gehaltenen, nicht zu konkreten Zielsätzen zur erfolgreichen Verwirklichung. An dieser Stelle wieder zurück zu meinen Fallbeispielen.

Von Kindheit an wusste Max, dass er nicht die für ihn vorgesehene Laufbahn einschlagen wollte. Die Eltern wollten eine gute Schulbildung für ihn. Um sich zu profilieren, lehnte er sich jedoch gegen seine Eltern auf. Er wurde von mehreren Schulen verwiesen und begann eine Handwerkerlehre. Dabei bewies er zwar Talent, beendete aber weder diesen noch einen weiteren Ausbildungsweg. Später heiratete er und wurde Vater von drei Kindern. Um die Familie zu ernähren, arbeitete er hart und erfolgreich in einem handwerklichen Beruf. Doch die Ehe scheiterte, unter anderem, weil Max zu wenig Zeit für Frau und Kinder hatte. Ab und zu sieht er die drei Kinder noch. Um allen endlich zu beweisen, dass er doch etwas kann, begann er eine Ausbildung an einer Schauspielschule. Geschieden, von der Freundin verlassen, suchte er immer noch nach seinem eigenen Weg. Das Leben hat ihm bis jetzt allerdings nur Misserfolge beschert. Er ist depressiv, unsicher, unmotiviert, es fehlt ihm an Selbstvertrauen. Immerhin hat er ein Ziel vor Augen, seine weitere Zukunft ist jedoch ungewiss.

Die Signifikanz eines Ziels ist dem Klienten wohl bekannt. Kein Weg ohne Ziel – sonst kann das Selbstwertgefühl sich nicht entwickeln, man fühlt sich als Versager, ausgeschlossen aus der Gesellschaft der „Normalen" und „Erfolgreichen" und ungeliebt. Stress baut sich durch das Fehlen des langfristigen Ziels auf, somit fehlen auch für greifbare Ziele, die früher zu erreichen wären, Antrieb und Motivation. Man weiß nicht, was zu tun ist und warum. Erfolgreich ist also in aller Regel, wer sich Ziele setzt. Auch dazu im Folgenden ein Beispiel:

Forrest Patton berichtet in seinem Buch „Force of Persuasion" über Harvard-Absolventen, die 10 Jahre nach dem Studium darüber befragt wurden, wie sie ihre Ziele erreichen. Erstaunlicherweise hatten 83 % von ihnen kein Ziel, 14 % hatten sich zwar ein Ziel gesetzt, dieses aber nicht schriftlich festgehalten, dennoch erzielten diese 14 % das Dreifache an Einkommen gegenüber den 83 % ohne Ziel. 3 % der Absolventen jedoch, die ihr Ziel schriftlich fixiert hatten, brachten es auf mehr als das zehnfache Einkommen der 83 %, die ohne Ziel lebten!

Kinesiologisch kann ausgetestet werden, ob das definierte Ziel stressbeladen ist. Ist dies der Fall, kann ein einfacher Stressabbau durch kinesiologische Anwendung helfen. Der Stressabbau bewirkt, dass das Ziel leichter zu erreichen ist und alle Hirnbereiche auf das Ziel hin arbeiten. Weitere Stressabbautechniken betreffen emotionale, hirnorganisatorische, körperliche oder andere Hindernisse, die mit den eigenen Emotionen, den eigenen Verhaltensmustern, der eigenen Lebensgeschichte, der derzeitigen Lebensführung, Ernährung oder mit körperlichen Dingen zu tun haben.

Die richtige Zielsetzung ist in jeder einzelnen kinesiologischen Anwendung wichtig. Die Erfahrung zeigt, dass das Formulieren und „Verankern" des Ziels im Gehirn einen elektrischen Impuls auszulösen scheint, sodass die nachfolgende Anwendung sowie die Übungen die Selbstheilungskräfte jedes Menschen in Richtung des gewünschten Ziels lenken. Mit „Verankern" ist entweder das körperliche Bestätigen mit dem Muskeltest oder ein kleines Rollenspiel gemeint. Das Rollenspiel hat nicht den Zweck, z. B. die Theaterkünste eines Klienten zu erproben, sondern dem Körper durch körperlichen Ausdruck, durch Gestik, Emotion, Bewegung und Sprache mitzuteilen, was man will. Je mehr Sinne und Emotionen einbezogen werden, desto erfolgreicher ist die Arbeit und das Lernen.

Allgemein gültige Affirmationen und Fuzzy logic

Nicht immer ist es von ausschlaggebender Bedeutung, ein Ziel so genau wie möglich zu definieren. Mathematiker und Wissenschaftler arbeiten heute daran, ihren hochentwickelten Computern die ungenaue Logik, genannt „Fuzzy logic", „beizubringen", nach der der menschliche Verstand funktio-

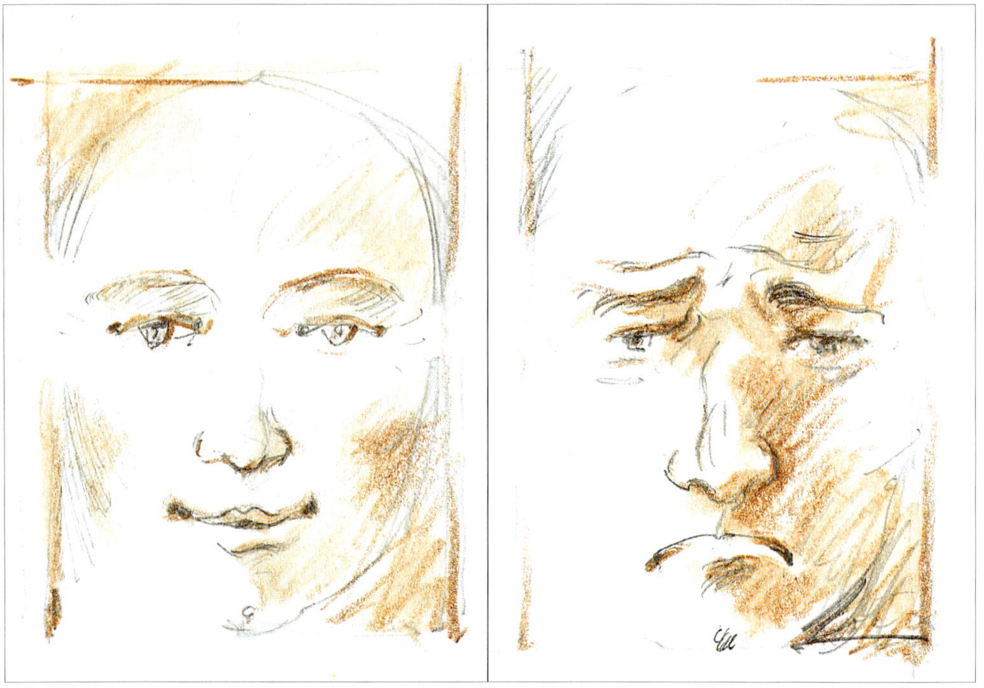

Freundliche Gesichter bewirken einen starken Muskeltest, unfreundliche Gesichter schwächen das Energiesystem und haben einen abgeschalteten Muskeltest zur Folge. Auch negative Redewendungen bewirken einen abgeschalteten Muskeltest.

niert. Das Gehirn rechnet zwar nicht so schnell wie ein Computer, dafür genügen jedoch einige wenige unpräzise Angaben, um auf das richtige Resultat zu kommen. Moderne Computer, die beispielsweise Verkehrsflüsse durch Großstädte steuern, wären natürlich viel einsatzfähiger, wenn sie sich den Gegebenheiten anpassen und mit wenigen, teilweise unlogischen Angaben ihre Aufgabe richtig ausführen könnten.

Nach den Grundsätzen der Kommunikationstheorie und der Fuzzy logic reicht es also auch, ein übergeordnetes Ziel zu definieren und den Stressabbau darauf auszurichten, um eine ganz konkrete Angelegenheit oder ein Problem zu lösen oder zumindest zu vereinfachen. Die körpereigenen Energien werden dann ganz von selbst auf das richtige Ziel hin zu fließen beginnen.

Dies erklärt den nachhaltigen Erfolg, der den Meridianen zugeordneten Zielsätze. Auf jedem Meridian findet sich mindestens ein menschliches Grundgefühl. Diese Uremotionen hat der Arzt und Psychiater Dr. John Diamond in seinem vielbeachteten Longseller „Die heilende Kraft der Emotionen“ beschrieben. Er schildert darin seine mit Tausenden von Klienten gesammelten Erfahrungen, wie z. B. Bilder, Symbole und Konzepte die Lebenskraft schwächen, das heißt einen „abgeschalteten" Muskeltest bewirken. Diese Schwächung kann umgehend durch das Sprechen und Verinnerlichen des positiven Zielsatzes des entsprechenden Meridians aufgehoben werden.

Viele der Zielsätze oder Affirmationen, die John Diamond in seinem Buch beschreibt, sind zwar relativ unspezifisch, man kann sie aber dennoch als allgemeine Richtlinien für alle möglichen Herausforderungen des Lebens mit Erfolg anwenden. John Diamond sagt zu seinem täglichen Affirmationsprogramm, das aus den Zielsätzen für jeden der zwölf Meridiane besteht:

„Ich habe dieses Meditationsprogramm (d. h. die Affirmationen für alle Meridiane) im Lauf der Jahre Hunderten von Schülern beigebracht. Manche von ihnen berichteten, dass sie als letzte positive Bekräftigung sich gerne auf ihren Zielgedanken konzentrieren. Dieses einfache Verfahren kann auf dem Weg zur Erreichung eines Lebensziels sehr wertvoll sein." (Zielsätze siehe Seite 58)

Visionen und Perspektiven statt Hoffnungslosigkeit

Der Mensch kann sowohl auf positive als auch auf negative Ziele hinarbeiten. Negative Ziele sind einschränkende Glaubenssätze („negative limiting beliefs"), die wir vielleicht schon seit der Kindheit mit uns tragen. Auch negative Redewendungen schwächen uns. Durch Übersetzen der „negative limiting beliefs" in positive Zielsätze wird die körpereigene Energie auf das positive Ziel hingelenkt. Unmerklich ergeben sich neue Perspektiven. Die mit den einschränkenden Glaubenssätzen verbundenen Ängste und zusammenhängenden Erlebnisse müssen zugleich ins Bewusstsein gerufen werden, damit sie nicht verdrängt werden und dadurch weiterhin negativ wirken.

Eine überforderte Sozialarbeiterin begab sich mit vielerlei Allergien, Phobien und Ängsten in Therapie zu mir. Es stellte sich schnell heraus, dass der tiefer liegende Grund für ihre Probleme in vielen Negativ-Programmen zu finden war, die in frühester Kindheit eingepflanzt worden waren. Als Tochter einer überbesorgten Mutter hörte sie ständig Sätze wie: „Pass auf und zieh dich warm genug an, sonst erkältest du dich ..., pass auf der Straße auf, sonst geschieht ein Unfall ..., wenn du die Aufgaben nicht richtig gemacht hast, gibt es eine Strafe ..." Es zeigte sich, dass die Klientin nicht daran glaubte, gesund und erfolgreich sein zu können. Das Verhalten der Mutter, die aus Angst und Kontrollbedürfnis die Tochter in ihrem Lebenstrieb eingeschränkt hatte, wirkte bis ins 40. Lebensjahr!

Ohne es zu realisieren, gebrauchen wir leichtfertig Redewendungen und Phrasen, die eigentlich schwächend wirken. Es ist interessant, die Wirkung

Negative Redewendungen, die den Organismus schwächen	Stärkende positive Sätze
„Das ist einfach so!"	„Versuchen wir etwas Neues."
„Das nützt nichts!"	„Ich kann das noch nicht."
„In meinem Alter!"	„Es ist mir noch nicht gelungen."
„Es ist auf jeden Fall zu spät!"	„Fangen wir an."
„Du kannst das nicht, lass mich das machen."	„Probieren wir es mal."
„Es lohnt sich nicht! Es wird nicht gehen!"	„Ich plane – ich vertraue."
„Ich könnte niemals ..."	„Ich werde es versuchen."
„Siehst du ... nun fängt alles von vorne an!"	„Ich nehme Herausforderungen an."
„Ich habe ein Problem."	„Ich löse das Problem."

solcher Sätze mit dem Muskeltest nachzuprüfen.

Redensarten wie die folgenden sind jedem bekannt: „Das tut man nicht", „das kann ich nicht/konnte ich nie/werde ich nie tun können", „weil ich keine gute Ausbildung/Herkunft/Beziehungen habe, ist das Ziel, das ich mir setzen möchte, für mich unerreichbar".

Diese negative Sprache, häufig unbedacht gebraucht, aber tief verankert im Unbewussten und im Körper, schwächt unser ganzes System. Damit vermindert ein Mensch ganz unabsichtlich sein Potenzial. Häufig ist deswegen zunächst eine kinesiologische Balance erforderlich, um den positiven Glauben an sich selbst zu stärken, bevor mit der Aufdeckung von Problemen und ihrer Lösung im Einzelnen begonnen werden kann. Es gehört jedoch einige Anstrengung dazu, sich solche unbeabsichtigt gebrauchten negativen Redewendungen abzugewöhnen.

Störfaktor Perfektionismus

Frau S., die kürzlich ihren Mann verloren hatte und umgezogen war, kam wegen unbestimmter, immer stärker werdender Ängste und Magenbeschwerden in meine Praxis. Wie sich herausstellte, war ihr einschränkender Glaubenssatz, dass sie perfekt sein musste. Dies führte dazu, dass sie keine Bitte abschlagen konnte: weder die der Töchter zum Kinderhüten, die der Nachbarn, um die Pflanzen zu versorgen, oder der Puppensammler-Kollegin, ein besonderes Stück auf dem Flohmarkt zu erstehen. Ihr Zielsatz,

Gegenüberliegende Seite: Überkreuzübungen mit Augenrotationen verstärken den Lerneffekt.

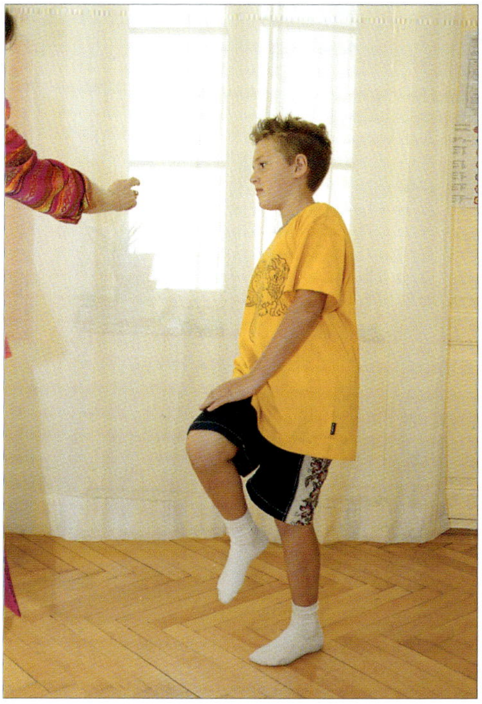
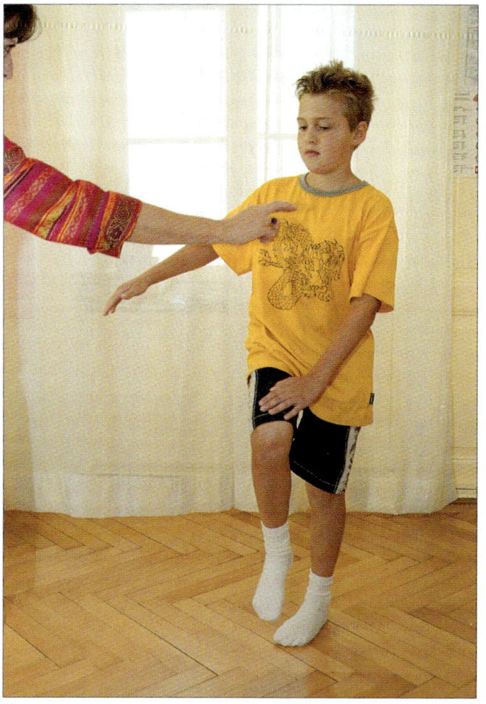
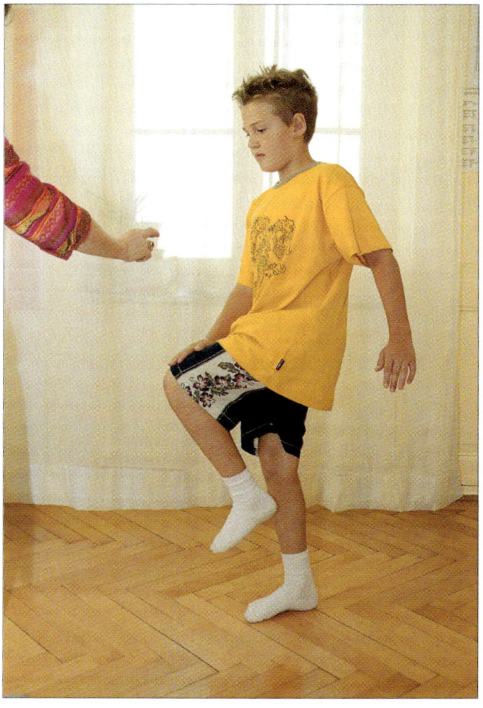
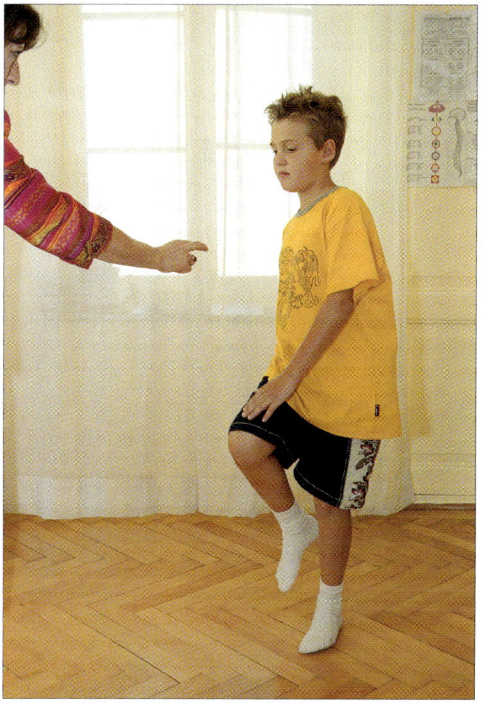

den sie für die nächsten fünf Wochen wiederholen musste, hieß: „Ich akzeptiere meine Stärken und Schwächen." Nach fünf Wochen berichtete sie, dass sie sich viel besser fühlte, mehr zu sich selbst stehen, besser nein sagen konnte und weniger unter Angstzuständen litt. Ihr nächster positiver Zielsatz lautete: „Es gelingt mir, meine Angstgefühle zu verkraften." Dieser Zielsatz soll aufbauend und befreiend wirken, Visionen und Perspektiven eröffnen, auch wenn sich im realen Leben (noch) nicht viel ändert. Unmerklich beginnen jedoch die körpereigenen Energien sich auf das Ziel hin auszurichten, sodass die positiven Vorstellungen auch positive Ereignisse nach sich ziehen werden.

Krankheit positiv ausbalancieren

Wenn beispielsweise ein krebskranker Mensch kinesiologische Hilfe wünscht, balanciert man nicht auf „Abwesenheit der Krankheit", da dies zu negativ besetzt ist, sondern fragt stattdessen, was der Kranke tun würde, wenn er die Krankheit nicht hätte. Nach einigem Überlegen kann sich als positives Ziel z. B. ergeben: „Ich reise unbeschwert nach ..."

Der Körper „weiß" dann, dass wir zwar von der Krankheit sprechen, aber auf die Reise hinarbeiten. Er wird dann die Heilungskräfte in Richtung Reise mobilisieren, wodurch die Krankheitssymptome wenigsten vorübergehend reduziert werden.

Karl hat sehr viele gesundheitliche Probleme. Der 70-Jährige hatte in seinem Leben mehrere Krankheiten, die bleibende Schäden hinterließen. Nun möchte er mithilfe der Kinesiologie seinen Allgemeinzustand verbessern und arbeitet bereitwillig mit. Er hat immer wieder plötzliche Schwächeanfälle, sodass er in seiner Mobilität ernsthaft eingeschränkt ist. Bei kurzer Abwesenheit und erst recht bei längeren Ausflügen oder Reisen muss er immer befürchten, zusammenzubrechen. Sein größter Wunsch ist es, noch einmal nach Berlin zu reisen. Das Ziel heißt für ihn deshalb: „Ich reise gesund und munter." Er wird durch eine kinesiologische Neubahnung nach Dennison balanciert. Diese Neubahnung hat das Ziel, alle Hirnbereiche zum besseren Zusammenarbeiten zu bewegen. Nach erfolgreicher Neubahnung halte ich seine Stirnpunkte, die neurovaskulären Punkte des Magenmeridians, auch „positive oder ESR-Punkte" genannt. Währenddessen stellt Karl sich seine kommende Reise in allen Details vor. Einen Monat später berichtet er erfreut, dass die Reise gut gegangen sei und er nur einen einzigen leichten Schwächeanfall erlitten habe.

Mutter-Tochter-Beziehungen

Die arbeitslose Renate F. verwendet den Zielsatz: „Ich lebe mein Potenzial." Schon in der nächsten Sitzung berichtet sie, dass sie sich besser fühle, obwohl sich an ihrer Situation nichts geändert hat. Sie bringt dann ein Dauerproblem mit ihrer Schwester zur Sprache. Diese terrorisierte die Familie schon seit ihrer Kindheit, bekam mehr Aufmerksamkeit und wurde Renate stets vorgezogen. Renate fühlte sich von ihrer Mutter nicht geliebt und im Abseits. Wir verstärken das Ziel „Ich lebe mein Potenzial". Sie, deren Erfolge von der Familie negiert wurden (weil doch die kranke Schwester Erfolg haben sollte), arbeitet nun für die nächsten Wochen mit dem Zielsatz: „Ich darf Erfolg haben."

Töchter, die sich von ihrer Mutter abgelehnt fühlen, haben häufig ein gespaltenes Verhältnis zur Mutterschaft, was sich körperlich in Unterleibsbeschwerden und Fertilitätsstörungen äußert. Renate berichtet von Gebärmuttermyomen und -abszessen. Ihr Frauenarzt drängt sie zu einer Entscheidung, die sie nicht treffen will. Das positive Ziel für Renate, die sich immer zu kurz gekommen fühlte, heißt: „Meine Bedürfnisse werden befriedigt."

Ich empfehle ihr, das Buch „Die Wunde der Ungeliebten" von Peter Schellenbaum zu lesen. Sie ist tief berührt davon. Frauen wie Renate, die sich von ihren Müttern nicht geliebt fühlten, sind – weil ihre Bedürfnisse nicht erfüllt wurden und es zu schmerzlich war, das Unerfülltsein und die Ablehnung immer zu spüren – oft von ihren eigenen Gefühlen und der inneren Stimme abgeschnitten. Diese Zusammenhänge soll Renate durch die Lektüre des Buches und mithilfe der Kinesiologie besser verstehen und überwinden können.

Drei Monate nach dem ersten Besuch fühlt sich Renate rundum sicherer und besser. Alle Ziele, an denen wir in den vergangenen Monaten gearbeitet haben, werden positiv getestet. Zu ihrem Freund hat sie eine viel offenere und vertrauensvollere Beziehung gefunden. Ihre Körperweisheit empfiehlt das Ziel: „Ich spüre meine innere Stimme und handle danach." Auf die Befragung mit dem Muskeltest, welche kinesiologische Korrektur die geeignete wäre, empfiehlt der Körper die Methode NOT – Neurale Organisations-Technik nach Dr. Carl Ferreri. Dies ist eine eher chiropraktische Methode, die von der Wirbelsäule ausgehende Dysbalancen des Nervensystems und der neuralen Organisation ausgleicht. Der Grund für diese Anwendung zeigt sich erst gegen Ende der Therapie: Bei Renate war ein Bein schon immer kürzer als das andere, und jetzt, nach der Therapie, sind beide Beine gleich lang. Renate ist darüber sehr erstaunt. Inzwischen hat sie eine neue Arbeitsstelle angetreten und weitere Anwendungen sind nicht mehr nötig.

Falsche Sicherheit

Der Körper reagiert mit Schwindel und Zusammenbruch auf das Aushalten in einer aus Sicherheitsgründen gewählten beruflichen Position. Wenn der Mensch schließlich nur noch funktionieren soll, macht der Körper nicht mit, die Beine wollen ihn nicht mehr tragen. Zukunftsangst und Sicherheitsdenken bewirken, dass man am falschen Platz bleibt, und Chancen, die das Schicksal anbietet, verstreichen lässt.

Ruth hat eine untergeordnete, aber gut bezahlte Stellung bei einer großen Versicherungsgesellschaft. Die gelernte Schneiderin träumt zwar von einem kleinen Laden, in dem sie mehr Kontakt mit Kundinnen hätte und ihr kreatives Talent besser ausleben könnte. Eine Freundin bietet ihr tatsächlich eine neue Stelle an, allerdings ist der Verdienst weder so regelmäßig noch so hoch wie bisher. Das relativ gute Einkommen und die guten Sozialleistungen bei der Versicherungsgesellschaft veranlassen Ruth, mithilfe der Kinesiologie den immer unerträglicher werdenden Stress am Arbeitsplatz zu bewältigen. Die Situation ist tatsächlich unhaltbar. Eine Arbeit, die früher von sechs Mitarbeitern erledigt wurde, wird nun auf zwei Angestellte verteilt. Es kann jedoch kaum die Aufgabe des Kinesiologen sein, die Klienten darin zu bestärken, ein perfekt funktionierendes Rädchen in einem Betrieb zu sein. Ruth insistiert aber, dass sie in Bezug

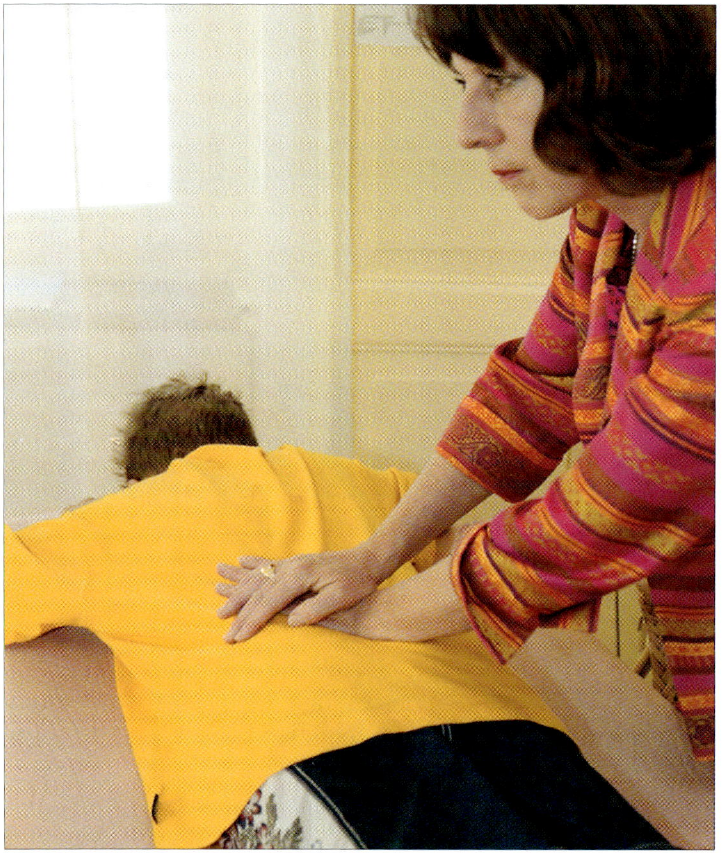

Dysbalancen, von der Wirbelsäule ausgehend, können ungleich lange Beine und Koordinationsstörungen zur Folge haben. Die kinesiologische Methode NOT hilt, dies auszugleichen.

auf die Stelle gestärkt werden will. Die Anwendung erzielt daher keinen dauerhaften Erfolg. Einige Wochen später erleidet Ruth einen Nervenzusammenbruch.

Ein perfekter Roboter

Mit Erika, einer Arbeitskollegin von Ruth, die ebenfalls unter den vorherrschenden Arbeitsbedingungen leidet, bespreche ich die Möglichkeiten, die nun zur Verfügung stehen. Auch Erika gelangte dank der Hochkonjunktur der 80er Jahre zu einem gut bezahlten Bürojob bei dieser Versicherungsgesellschaft. Als Verkäuferin war sie früher eigentlich glücklicher, weil sie ihre Kreativität besser ausleben konnte. Sie bastelt und dekoriert gerne. Immer wieder fällt ihre gepflegte Kleidung auf: Erika ist zwar nicht teuer angezogen, aber dafür mit viel Phantasie, indem sie einem Outfit von der Stange noch etwas Eigenes hinzufügt, einen dekorativen Knopf, eine farblich passende Tasche, ein im Farbton abgestimmtes Band oder Accessoire. In der Freizeit besucht sie Bastelkurse, um neben ihrer eintönigen Arbeit einen kreativen Ausgleich zu finden. Ihre Arbeit ist monoton, dafür sind die Sozialleistungen sehr gut. Der Chef der 40-jährigen Erika ist 13 Jahre jünger und ungeschickt im Umgang mit Mitarbeitern, vor allem den älteren. Erika hat ihre Träume aufgegeben und versucht nur noch perfekt zu funktionieren. Sie hat Weinkrämpfe, weil sie sich alt fühlt und, wie sie meint, keine Chance auf einen neuen Anfang mehr hat. Ihre Seele rebelliert, was sich körperlich mit diffusen Beschwerden, wie Schwindel, schwachen Beinen, Kollapsgefahr bemerkbar macht. Natürlich wollen Erikas Beine sie nicht mehr tragen beim Beschreiten dieses Holzwegs! Zuerst müssten all die Ängste vor dem Verlust der Stelle abgebaut werden, die Angst vor dem Unbekannten, die Angst vor dem Risiko der Unabhängigkeit. Ich frage: „Was wollten Sie schon immer gerne tun?“, und schlage spielerisch vor, einen fahrbaren Marktstand mit Kurzwaren ins Auge zu fassen. Dies entspräche Erikas Träumen, sie wäre frei, die Investitionskosten wären überschaubar, die Verdienstaussichten angesichts schrumpfender Kurzwarenabteilungen der Warenhäuser sicher nicht schlecht. Ob Erika es fertig bringt, aus der bisherigen Rolle auszubrechen, den Sprung ins kalte Wasser zu wagen, muss sie selbst entscheiden.

Nach acht Anwendungen innerhalb von acht Monaten kann Erika die kinesiologischen Übungen einstellen. Ihre körperliche Beschwerden sind größtenteils verschwunden. Ein Jahr später hat sie ihre Arbeitszeit auf 90 % reduziert und ist in jeder Hinsicht stabil.

Machen sie sich ein X für eine II vor! Leben durch Bewegung

Am bekanntesten ist bis heute die Kinesiologie im Lernbereich. Die Edu-Kinesiologie kann dort gezielt und

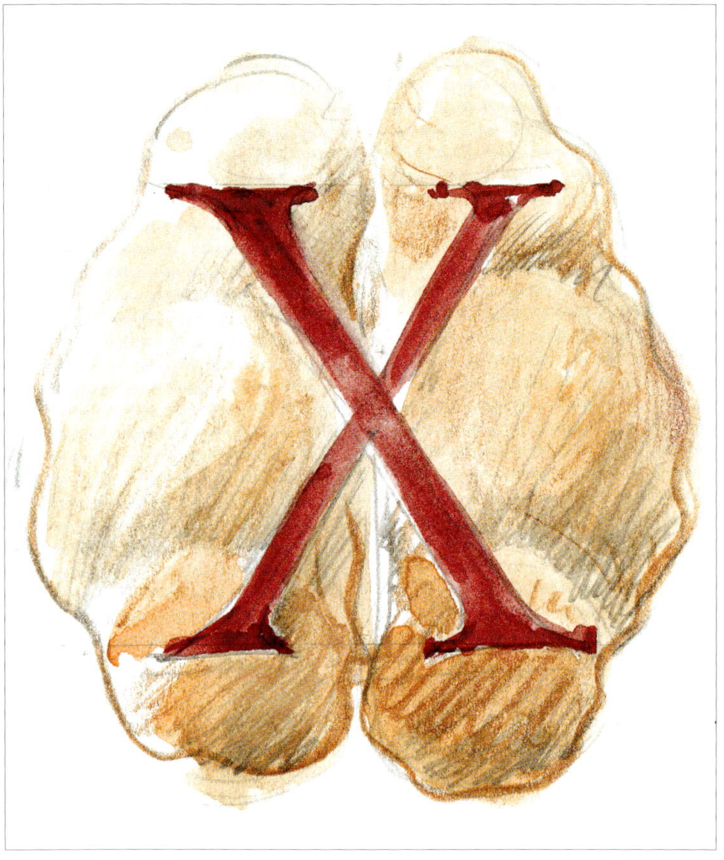

Hirnhälften sind überkreuz organisiert, wenn alle Hirnbereiche überkreuz zusammenarbeiten, gelingt das angestrebte Ziel „spielerisch".

wirksam durch so genannte Brain-Gym-Übungen helfen, wo die mangelnde Zusammenarbeit der Gehirnfunktionen Ursache für den Misserfolg beim Lernen ist. Die Kinesiologie ist in ihrer Wirkung aber nicht nur auf schulisches Lernen oder Studium beschränkt. Jedes – oder fast jedes – Lebensproblem ist eine Lernaufgabe, die man mit ihrer Hilfe bewältigen kann: bessere Konzentrationsfähigkeit oder Gedächtnisleistungen in jedem Alter, besseres Sehen, ein normales Körpergewicht, bessere Durchsetzungsfähigkeit, Überwindung innerer Blockaden, Abbau schlechter Gewohnheiten, Überwindung von Ängsten, mehr Selbstvertrauen, Abbau von Hemmungen, bessere Entfaltung des eigenen Potenzials – die Liste könnte beliebig verlängert werden.

X steht in der kinesiologischen Fachsprache für Hirnbereiche, die überkreuz zusammenarbeiten, wie es physiologisch vorgesehen ist. Der medizinische Fachausdruck dafür heißt „contralateral". II bedeutet dagegen, die Hirnbereiche arbeiten nebeneinander her, oder bestimmte Hirnbereiche sind gar nicht „eingeschaltet“ bzw. „ipsilateral“. II kann auch heißen, dass man etwas langsam lernt, jeden Schritt gründlich überlegt, noch nichts ist automatisiert.

Die 32-jährige Angela ist mit ihrem erlernten Beruf als Pharma-Assistentin unzufrieden. Sie hat ohne Weiterbildung keine Aufstiegsmöglichkeiten. Der Weiterbildung – es geht um ein kaufmännisches Diplom – stellen sich aber die aus ihrer Kindheit sattsam bekannten Lernschwierigkeiten entgegen. Besonders große Probleme bereitet ihr die Orthographie. Das Lernziel beim ersten Besuch lautet deshalb: „Ich lerne leicht und mit Freude.“ Es wird dadurch eine sehr tief gehende Korrektur oder „Neubahnung“ angestrebt, denn Angela muss 148-mal überkreuzen. Gleichzeitig muss sie die Augen in einer bestimmten Position halten.

Neubahnung nach Dennison

Eine Serie von Überkreuzbewegungen, so genannte Cross-Crawl-Übungen: Der linke Arm berührt das rechte Knie, der rechte Arm das linke Knie. Diese Übung ist besonders aktivierend, wenn sie zu Tanz oder Marschmusik ausgeführt wird. Diese Überkreuzbewegungen wechseln mit so genanntem Marschieren, d. h. Arm und Bein der gleichen Körperseite bewegen sich parallel. Nach einer Folge von Überkreuzungen und Parallelübungen werden die Hände langsam zusammengebracht und gefaltet. Diese Geste symbolisiert, dass von jetzt an die bisher nicht kooperierenden Hirnhälften zusammenarbeiten. Da körperliche Bewegungen Auswirkungen auf das Gehirn haben, hat diese Neubahnung immer einen positiven Effekt. Anschließend werden nochmals wechselweise Überkreuzbewegungen durchgeführt und marschiert, diesmal lässt man gleichzeitig die Augen langsam kreisen. Dies bewirkt eine Verankerung in allen Hirnbereichen. Die Neubahnung wird meistens im Hinblick auf ein vorher vereinbartes Ziel durchgeführt.

Dadurch werden Hirnbereiche aktiviert, die bis jetzt im Hinblick auf das genannte Ziel nicht ausreichend eingebunden waren. Dass es 148 Überkreuzbewegungen und nicht 146 oder 30 sind, wird durch die Körperweisheit der Klientin (Muskeltest) angegeben. Eine derart tief gehende Neubahnung muss sich auch festigen können: Deshalb muss die Klientin in den nächsten vier Wochen täglich einige Minuten Überkreuzübungen machen und dazu gleichzeitig das Lernziel immer wieder laut wiederholen. Der Muskeltest ergibt, dass sie nach der Neubahnung nun 95 % ihrer Energie im Hinblick auf das Lernziel zur Verfügung hat, vor der Korrektur waren es nur 16 %. Die Übungen zu Hause sorgen dafür, dass die jetzt gute Motivation nicht nur vorübergehend ist, sondern dauerhaft wirkt. Beim nächsten Besuch stellt sich heraus, dass Angelas Mutter und Vater einen demotivierenden Einfluss auf ihr Lernverhalten hatten. Diese Blockade wird nun durch eine Aufarbeitung der Vergangenheit („Altersregression") gelöst. Das heißt, die Körperweisheit erinnert sich an frühkindliche Erlebnisse, die traumatisch waren und die immer noch Einfluss auf das jetzige Lernverhalten haben.

Altersregression
Für die Auflösung von Blockaden ist es nicht entscheidend, alle Einzelheiten einer Biographie zu kennen. Wichtig ist vor allem, die immer noch bestehende energetische Blockade aus der Vergangenheit, meist frühkindlichen Erlebnissen, im Hinblick auf die jetzige und künftige optimale Entfaltung des Klienten und seines Potenzials aufzuheben. Dies geschieht im Hinblick auf das aktuelle Thema mithilfe des Muskeltests. Die Abfrage erfolgt chronologisch für jedes Alter. Stressbesetzte Punkte werden durch Halten der Stirnpunkte abgelöst. Dabei kann es passieren, dass sich ein Klient sogar erinnern kann. Dies ist aber nicht unbedingt notwendig.

Bei einem anderen Besuch wird das Thema Alkoholismus des Vaters allerdings nochmals angesprochen. Aus Rücksicht auf unberechenbare Stimmungsschwankungen nehmen Kinder von Alkoholikern häufig sich selbst und ihre Bedürfnisse nicht wahr, was sich später in Lernstörungen und Persönlichkeitsdefiziten äußern kann.

Angela arbeitet mit dem Zielsatz: „Ich darf meine Energien für mich brauchen", um zu lernen, sich selbst ernster und auf die eigenen Emotionen mehr Rücksicht zu nehmen. – Einige Monate später bereitet sich Angela mithilfe von Brain-Gym-Übungen auf die Buchhaltungsprüfung vor. Mit Erfolg: Sie besteht die Prüfung auf Anhieb.

Unterstützung für Mütter

Eine Mutter sucht Hilfe bei der Kinesiologie, weil ihr Sohn Patrik seit einigen Monaten regelmäßig b und d verwechselt, was in diesem Alter aber keine Lernstörung, sondern lediglich eine Lernverzögerung darstellt. Dennoch macht die Mutter sich Sorgen. Hier gilt es, Gelassenheit gegenüber dem kindlichen Tempo in der Lernentwicklung zu vermitteln. Überdies friert das Kind nachts häufig. Der Muskeltest ergibt, dass der Dünndarmmeridian zu wenig Energie hat, also muss dieser Meridian aktiviert werden. Da Patrik nachts nicht durchschläft, setzen wir zunächst das kinesiologische Ziel: „Ich schlafe nachts durch und habe es schön warm." Weil Patriks Schutzmechanismen nachts zu schwach sind, werden diese gestärkt. Im Übrigen erhält er die Aufgabe, regelmäßig eine liegende Acht mit den Händen zu fahren, zu überkreuzen sowie die aus dem Yoga stammende Übung „Kobra" zu turnen.

Beim nächsten Besuch scheint das Problem des Durchschlafens noch nicht gelöst. Patriks Temperament soll

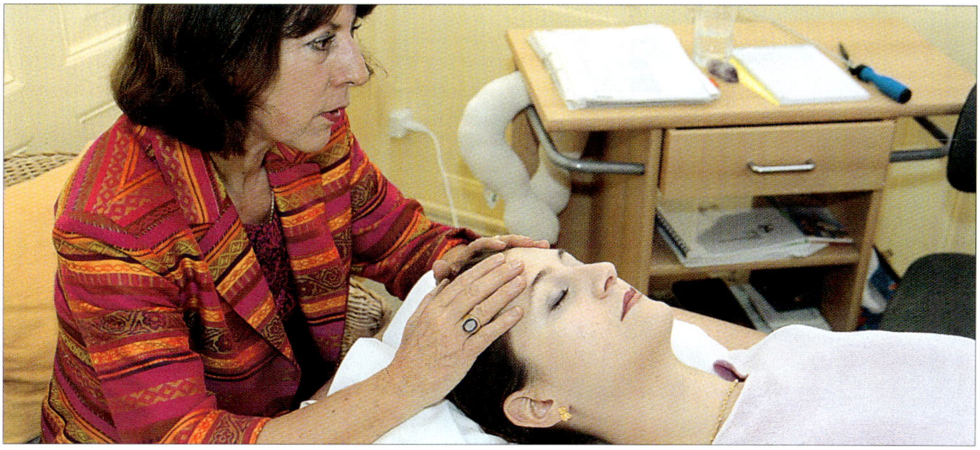

Das Halten der Stirnpunkte (= ESR bzw. ESA) bewirkt, dass die im Stamm- bzw. Reptilhirn (Verhalten wie Kleinkinder und Tiere) blockierte Energie in die Stirnlappen strömen kann, dorthin, wo der Mensch alle seine menschlichen, geistigen und kognitiven Fähigkeiten zur Verfügung hat.

beruhigt werden, der Muskeltest empfiehlt, abends eine blaue Farbbrille aufzusetzen und das Fernsehen auf zweimal pro Woche zu beschränken. Einige Monate später erkundigt sich die Mutter, wieviel Fernsehkonsum für ihren Sohn angemessen sei. Der Muskeltest ergibt, dreimal pro Woche 1 $^{1}/_{4}$ Stunde Zeit vor dem Computer und ebenso viel Zeit vor dem Fernsehgerät zu verbringen. Auf die routinemäßige Frage, ob es noch ein anderes Thema zu bearbeiten gäbe, reagiert der Muskeltest positiv. Bei den folgenden Tests ergeben sich die Themen „Körper“ und „Gelenke“. Auf meine Frage an die Mutter, was dies wohl zu bedeuten habe, antwortet sie, Patrik fahre sehr häufig Snowboard und Skateboard. Seine Gelenke werden dabei offenbar so strapaziert, dass sie „die Gelegenheit“ wahrnehmen, in der Kinesiologie-Stunde klar und deutlich um mehr Schonung zu bitten! Ein anderer Fall

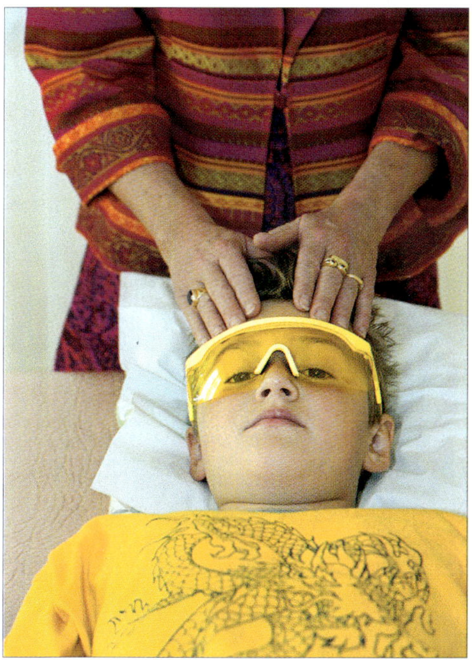

Farbbrillen helfen Stress abzubauen.

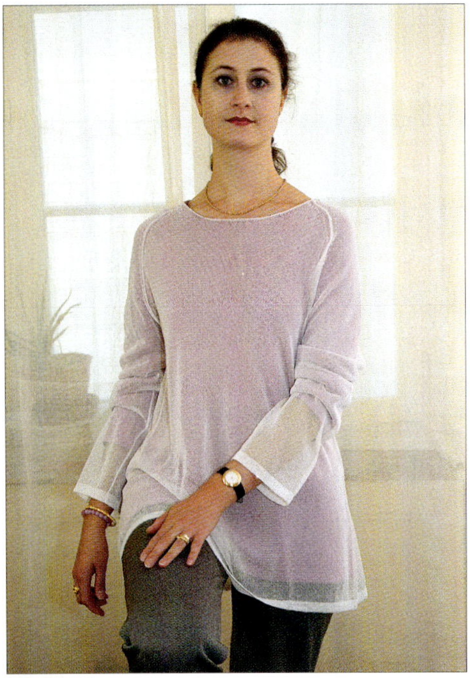

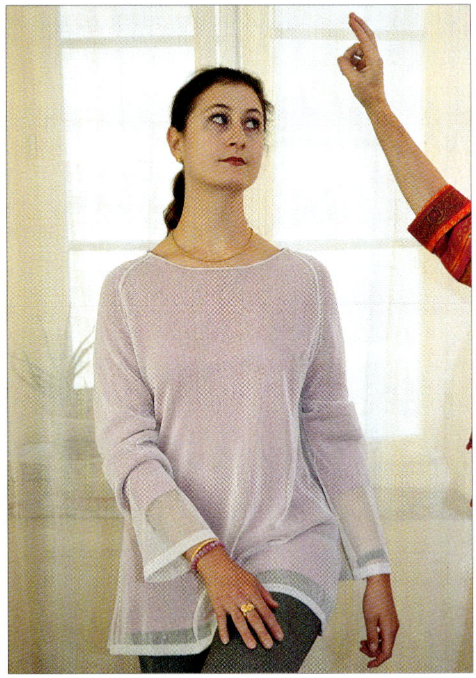

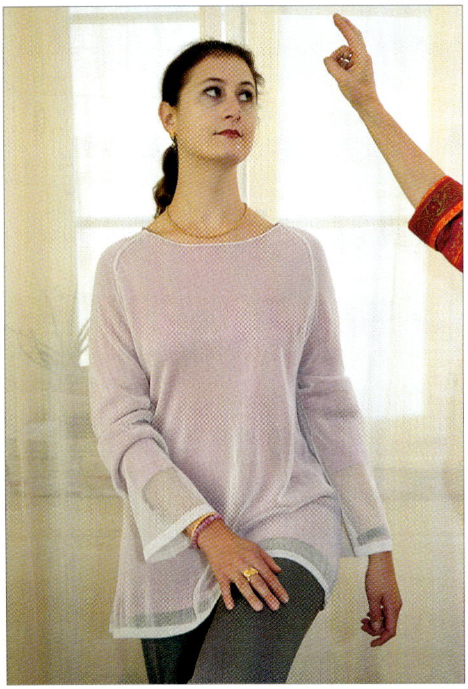

betrifft den (linkshändigen) Simon, der nicht weiß, was er nach der zweiten Sekundarstufe tun soll. Wie alle Linkshänder weist er gemischte Hirndominanzen auf. Bei ihm ist der linke Arm dominant, dafür das rechte Bein, das rechte Auge und das rechte Ohr weniger. Diese Dominanzen wechseln je nach dem, ob Tätigkeiten gerne oder ungerne durchgeführt werden. Linkshänder haben in unserem Schulsystem anfänglich oft mehr Lernschwierigkeiten, zeigen sich später jedoch häufig sehr kreativ – nicht nur, weil sie gleichwertigen Zugang zu beiden Hirnhälften haben, sondern weil sie schon früh

Eine Neubahnung nach der Edu-Kinesiologie (Brain-Gym). Zuerst wird das Ziel festgelegt, dann werden im Hinblick auf das Ziel Überkreuz- und Marschierübungen durchgeführt.

lernen mussten, mit Frustrationen und Rückschlägen umzugehen, die auf die Linksorientierung zurückgehen.

Als geeignetste Anwendung ergibt sich eine 3-dimensionale Neubahnung nach Paul Dennison. Zwei Monate später haben sich bereits erste Erfolge eingestellt. Simon leidet jedoch unter Prüfungsangst. Er wird deshalb auf den Lehrer, auf abstraktes Denken, auf eine bessere Lernstrategie, auf mehr Anerkennung balanciert. Da es sich dabei immer um eine Wechselbeziehung zwischen äußerer und innerer Anerkennung handelt, müssen getrennte Anwendungen erfolgen. Die kinesiologische Frage, wieviel Fernsehen für das Kind wohl angemessen sei, beantwortet der Muskeltest mit dreimal pro Woche je 50 Minuten. Nun gilt es nur noch das richtige Programm auszuwählen!

Ungelebter Lebenstraum

Eine innere Stimme meldet sich: Etwas stimmt nicht (mehr)! Du musst etwas ändern!

Rollenvorstellungen, praktische Überlegungen und Sicherheitsdenken haben rechtzeitiges Reagieren verhindert. Die Änderungen müssen nicht radikal sein, häufig genügen schon geringfügige Anpassungen der Einstellung. Regelmäßige Übungen und Entspannung bringen die verlorene Kreativität wieder zum Fließen, und die Beschwerden verschwinden.

Bei Daniela äußert sich der verborgene ungelebte Lebenstraum in allerlei vegetativen Beschwerden, von Kopfschmerzen über Schlafstörungen und Blasenbeschwerden bis zum Hautausschlag. Sie arbeitet in der Buchhaltung einer größeren Firma und spürt, dass sie in ihrem Leben etwas ändern müsste. Der ausschließliche Umgang mit Zahlen passt eigentlich nicht zu der kontakt- und lebensfreudigen Frau. Früher war sie Röntgenassistentin, sah dort jedoch keine Entwicklungsmöglichkeiten mehr und wechselte deshalb in einen anderen Beruf. Jetzt, nach vielen Jahren als Buchhaltungskraft, hat sie das Gefühl, erneut in einer Sackgasse zu stecken. Sie resigniert: „ ... ich bin ja schon 40 Jahre alt ... ich möchte nicht noch einmal eine neue langdauernde anspruchsvolle Zusatzausbildung machen ... wer weiß denn, ob ich wirklich eine Aufgabe finden würde?“

Die Klientin muss behutsam darauf hingeführt werden, ihrer Kreativität freien Lauf zu lassen. Der in der Seele jedes Menschen verborgene Wunschtraum kann sich erst dann verwirklichen, wenn er nicht täglich von „ich muss, ich funktioniere, ich spiele meine Rolle“ und ähnlichen Phrasen erstickt wird. Um die innere Stimme hörbar zu machen, ist Gelassenheit notwendig.

Lebensträume lassen sich durch kinesiologische Stressabbautechniken, kombiniert mit Entspannung und geführter Visualisierung, bewusst machen. Visualisierung bedeutet, sich ein gewünschtes Ziel mit allen Details und möglichst allen Sinnen vorzustellen. Wie sieht es also aus? Wie riecht es? Wie warm oder kalt ist es? Welche Farben hat es? Was führt und fühlt man? Das Resultat ist wichtig, nicht der Weg dorthin. Wenn man sich zu genau vorstellt, wie man es erreicht bzw. erreichen will, schränkt man sich von vornherein zu sehr ein.

Diese Techniken können zunächst verunsichern. Daniela sträubt sich für viele Monate. Die kinesiologischen Anwendungen scheinen anfänglich nicht anzuschlagen. Daniela macht kaum Fortschritte, ist schnell unzufrieden und benötigt die Anwendungen, um mit ihrer Unzufriedenheit fertig zu werden. Sie hat einfach keine Vorstellung davon, wie sie ihr Leben positiv verändern könnte. Die Stressabbautechniken wirken nur vorübergehend.

Selbstverständlich darf man niemanden dazu ermuntern, eine gute Stelle nur aufzugeben, auch wenn der Druck am Arbeitsplatz steigt. Andererseits stellen sich jedoch einige Fragen zur eigenen originalen Identität:

Was kannst du, was wolltest du schon immer tun?

Was entspricht
- nur dir,
- deiner einzigartigen Persönlichkeit,
- deinem Leben,
- deinen Vorlieben und Abneigungen,
- deinen Begabungen,
- den Beziehungen, die du hast,
- deinem Wohnort,
- den Vereinen, in denen du Mitglied bist, den Sportarten, die du treibst?

Heute sind viele Menschen nicht mehr in der Lage, auf sich selbst zu hören, sie selbst zu sein. Wir streben nach Zielen, die früher einfach zu erreichen schienen. Wir orientieren uns nicht an uns selbst, sondern an Rollenbildern, die von der Gesellschaft vorgegeben sind. Deshalb fällt es manchmal schwer, zu erkennen, ob wir die eigene Identität leben oder uns an äußerliche Faktoren anpassen. Die persönlichen Konzessionen, die wir auf Kosten seelischer und körperlicher Gesundheit aus Sicherheitsstreben, dem Status zuliebe machen, zahlen sich nicht aus. Wenn der Arbeitsplatz schon in Gefahr ist, sollte man sich doch fragen, ob man so lebt und arbeitet, wie es einem entspricht? Verpasst man vor lauter Anpassung die Chancen, die das Leben einem bietet? Hat man feste Vorstellungen davon, wie etwas zu sein hat, und übersieht deshalb die Gelegenheiten, die das Leben sonst noch bietet? Wenn man vorgefasste Meinungen, übernommene Muster und Rollenvorstellungen zum Maßstab macht, nimmt man seine eigenen Chancen nicht einmal wahr.

Übungen zur Ausgeglichenheit

Nicht jeder ist in der Lage auf sein Inneres zu hören, die richtigen Folgerungen daraus zu ziehen und die Konsequenzen zu tragen. Mancher hat so große materielle Verpflichtungen, dass er vorrangig seine innere Einstellung zur Arbeit und zum Umfeld ändern muss. Bei anderen liegen psy-

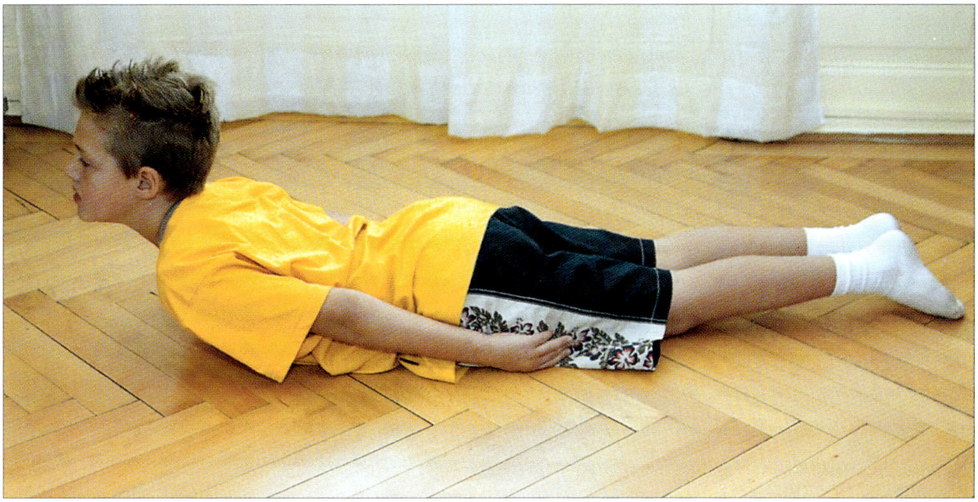

Die „Kobra"-Übung stärkt den Rücken in jeder Hinsicht und gibt mehr Energie und Kraft.

chische Gründe vor, die sie daran hindern, Risiken und Ungewissheit in Kauf zu nehmen. Die innere Körperweisheit wird in jedem Fall die beste und geeignete Stärkung empfehlen. Die Rolle des Therapeuten besteht darin, dem Klienten zu helfen, seine Körperweisheit besser verstehen zu lernen und sich individuell zu stärken.

Daniela geht es allein schon dadurch besser, dass sie jeden Tag die vom Muskeltest bestätigten Übungen macht. Jeden Morgen nimmt sie sich 20–30 Minuten Zeit für sich, macht Yoga-Übungen gegen Blasenschwäche und Brain-Gym-Übungen für bessere Konzentration und emotionale Ausgeglichenheit. Dadurch fühlt sie sich viel stabiler. In ihrem Job arbeitet Daniela ohne große Begeisterung, aber auch ohne große Widerstände weiter wie bisher. Die Stelle ermöglicht ihr immerhin ein komfortables Leben, Sicherheit, Zukunftsvorsorge und sonstige Annehmlichkeiten.

Nach einem Jahr hat sie es dennoch geschafft! Einige Monate nachdem Daniela die kinesiologischen Übungen aufgenommen hatte, geriet sie beruflich praktisch ins Aus. Es wurde ihr eine neue, monotone Arbeit an einem weniger attraktiven, isolierten Arbeitsplatz zugewiesen. Das Lernziel, das für Daniela erarbeitet worden war und das sie mehrere Wochen täglich zusammen mit den Übungen wiederholte, „Ich heiße Veränderungen, die nützlich sind für mein Leben, willkommen", genügte nicht mehr, es war zu passiv. Es wurde daher geändert in: „Ich initiiere für mich nützliche Veränderungen." Auch dieses Lernziel wurde über mehrere Wochen zusammen mit Übungen täglich wiederholt. Erst daraufhin wandte sie sich an ein Stellenvermittlungsbüro. Einige Monate später trat sie eine neue

Stelle an und gab ihrem Leben endlich die notwendige Richtung. Die kinesiologische Anwendung hatte also zum Erfolg geführt.

Emotionale Leistungshemmer

Verdrängte Gefühle äußern sich in körperlichen Beschwerden

Der Körper lügt nicht, er bringt verdrängte Gefühle klar zum Ausdruck. Jede Beschwerde hat etwas zu bedeuten. Wann ist es notwendig, auf die Zähne zu beißen, und was bedeutet nächtliches Mahlen mit den Zähnen, also zwanghaftes Auf-die-Zähne-beißen?

Manuel, Informatiker bei einer Bank, möchte sich und seine Gefühle besser kennen lernen. Er fühlte sich blockiert und gehemmt. Ferner leidet er unter chronischem Schnupfen. Die in den ersten beiden Beratungen erarbeiteten Zielsätze lauten: „Ich drücke mich so aus, wie ich bin" und „Ich erlaube mir mehr Gefühle". Der Muskeltest „empfiehlt" als Hilfsmittel die Aromaessenz „Wintergrün" zur Inhalation, ein früher beliebtes und bewährtes Heilmittel gegen Schnupfen. Dazu kommt die Bach-Blüte Lärche, die zu mehr Selbstvertrauen und Selbstsicherheit verhelfen soll. Nach Götz Blome soll dieses Mittel sich besonders gut für Menschen eignen, die sich nicht das zutrauen, was sie eigentlich könnten, weil sie auf Chancen und Rechte verzichten, die ihnen zustehen. Die Bach-Blüte Weide, die Manuel nach Aussage des Muskeltests zunächst benötigt, hilft Enttäuschung und Verlust zu überwinden. Zudem muss er sich stärken gegen Belastungen am Arbeitsplatz. Manuels Körperweisheit zeigt zum Thema „Umweltbelastungen" recht deutlich: Der Informatiker braucht mehr Schutz gegen die Strahlung des Computers! Bei der nächsten Anwendung berichtet er, dass er die unbefriedigende Verbindung mit seiner Freundin abgebrochen habe und weniger Zeit am PC verbringe. Das Ziel lautet nun: „Ich setze meine Entscheidungen konsequent um." Manuels Zahnschmerzen sind symptomatisch für mangelnde Durchsetzungsfähigkeit. Manuel berichtet auch, dass es ihm eigentlich an seinem Arbeitsplatz nicht gefällt, dass es sein Traum wäre, im Osten Europas zu arbeiten, obwohl die soziale Absicherung und Karriereaussichten dort schlechter sind.

Verspannter Kiefer – zu wenig positives Lebensgefühl

Franz leidet an schmerzhaften Kiefer- und Nackenverspannungen. Seit einiger Zeit ist der Kaufmann und Sachbearbeiter arbeitslos. Dies bedrückt ihn umso mehr, als er aus einer sehr angesehenen Familie in der Zentralschweiz stammt. Sein Bruder ist beruflich sehr erfolgreich, Franz fühlt sich im Vergleich als völliger Versager, worin er von seiner Familie noch bestärkt wird. Er spricht so „verbissen", dass man ihn kaum versteht, sein Mund ist zu einem schmalen Strich zusammengepresst und seine Kiefermuskulatur tritt angespannt hervor.

Die Ziele, die er mithilfe von Kinesiologie erreichen will, sind rein körperlicher Art: die Verspannungen von Kiefer und Nacken zu lockern. Wie üblich in der Kinesiologie wird darüber gesprochen, was er am liebsten tun würde. Wie sich herausstellt, ist er ein guter Tänzer und Schauspieler, wie es auch seine verstorbene Mutter war. Auf die Frage, wo er spiele und tanze, antwortet er, dass er nicht spielen möchte, so lange er keine sichere neue Arbeitsstelle habe. Völlig überzeugt davon, dass zuerst eine Arbeit her müsse, bevor er sich dem Vergnügen widmen darf, will er nichts davon hören, Dinge zu tun, die ihn lösen, lockern und befreien könnten und ihm vielleicht die Suche nach einer passenden Stelle erleichtern würden. Seine Verbissenheit geht so weit, dass er bereits Verkrampfungen in Hüfte und Oberschenkel spürt. Nach kinesiologischem und chiropraktischem Verständnis stehen Kiefer und Hüftgelenk in enger Verbindung. Verkrampfungen des einen Gelenks haben unweigerlich Verspannung und Schiefhaltung in dem anderen und eventuell ungleich lange Beine zur Folge.

Vergeblich versucht Franz sich vorzustellen, was er tun würde, wenn er gar keine Stelle mehr fände. Dies ist für ihn vorläufig undenkbar, zu stark ist die väterlich-männliche Familienprägung. In die Fußstapfen der Mutter zu treten, kommt für ihn nicht in Frage; dies wäre nicht standesgemäß.

Da die Kinesiologie dem Grundsatz folgt, dass die Verantwortung beim Klienten liegt, können Muskeltests nur unterstützen und informieren. Die Entscheidung bleibt dem Klienten überlassen. Nur Franz allein könnte daher an seiner Situation etwas ändern.

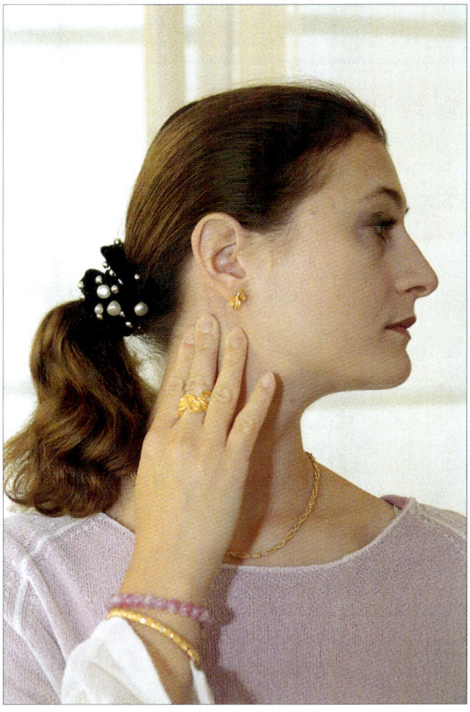

Übungen, kombiniert mit Zielsätzen, helfen, notwendige Lebensveränderungen durchzuführen.

Fehlentscheidungen aufgrund falschen Rollenverständnisses

Traditionelle Rollenvorstellungen und krampfhaftes Festhalten an anerzogenen Glaubenssätzen, Widersprüche zwischen Ideal und Realität führen zu Blindheit und krankmachenden

Beziehungen, zu Energieverlust in Beruf und Ausbildung. In der kinesiologischen Beratung werden mithilfe der Körperweisheit die ideologischen Irrtümer aufgedeckt.

Viele Menschen können sich aus ausweglosen Situationen nicht befreien, weil sie sie für ihr Schicksal halten. Statt einen Ausweg zu suchen, glauben sie, eine unhaltbare Situation ließe sich durch eine veränderte Einstellung und entsprechend positives Denken bereinigen.

Marianne – Schweizerin, mit einem asiatischen Flüchtling verheiratet – kommt zur Beratung, weil ein Astrologe ihr zum Abbau von anerzogenen Verhaltensmustern aus der Kindheit eine kinesiologische Behandlung empfohlen hat. Ihr Ehemann, den sie heiratete, weil er mit Selbstmord drohte, ist arbeitslos; sie arbeitet und macht zusätzlich eine Ausbildung zur Krankenschwester.

Bereits nach 10 Minuten bricht sie in Tränen aus; in der ersten Stunde ist deshalb eine energetische Notfallanwendung mit Bach-Blüten-Notfall-Tropfen notwendig. Begleitend soll sie alles, was sie beschäftigt und bedrückt aufschreiben.

Das Ergebnis sind sechs dicht beschriebene Seiten voller hehrer Grundsätze. Sie sagt, dass sie ihren Mann liebe, respektiere und schätze, dass die Liebe eine alles transformierende Kraft sei, dass sie ewig mit ihm zusammen bleiben möchte, dass er zärtlich und rücksichtsvoll sei, dass Ehen für immer dauern, dass er als Mann Vorrang und Vorrechte habe, auch was Wohnung und Geld betrifft.

Der Muskeltest spricht jedoch eine andere Sprache: Sie ist wütend auf ihn, trägt ihm nach, dass er nicht arbeitet und nächtelang mit seinen Landsleuten unterwegs ist, dass er in ihrer Wohnung eine schreckliche Unordnung hinterlässt, die sie aufräumen muss, dass sie sich – weil ihm die deutsche Sprache nicht geläufig ist – mit Arbeitsamt und Fürsorgebehörden auseinandersetzen muss, dass sie ihr Erspartes für ihn ausgegeben hat und seinetwegen Schulden machen musste.

Konfrontiert mit diesen Widersprüchen, fängt sie wieder an zu weinen, ist verzweifelt, weil sie als gläubige Katholikin keine gute und liebevolle Ehefrau ist. Sie kann nicht glauben, dass sie unzulänglich, lieblos und unduldsam sein soll. Das Ziel, auf das sie balanciert wird, heißt: „Ich liebe und akzeptiere mich mit allen Fehlern."

„Ich muss Karma abtragen ..."

Es stellt sich heraus, dass sie unbewusst davon überzeugt ist, dass sie keine gute Beziehung verdient. Ihr Kommentar dazu ist, dass sie in ihrer Ehe eben „Karma abtragen" müssen. Wegen ihrer immer wiederkehrenden Wutausbrüche schämt sie sich.

Marianne erhält den Zielsatz: „Ich habe eine gute Beziehung verdient." Doch auch bei den nächsten Besuchen ist sie verzweifelt, sieht nur Schwierigkeiten, lässt in der Schule nach. Sie will an der Ehe festhalten – schließlich hat sie den Mann gemäß ihrer Erziehung fürs Leben geheiratet, in guten wie in schlechten Zeiten! Andererseits hat sie starke Depressionen und durchleidet eine schwere Identitätskrise. Ihre nächsten Zielsätze heißen deshalb: „Ich habe genug Geld, um meine Ziele zu erreichen“, „Ich bin es wert, geliebt zu werden“ und „Ich akzeptiere mich wie ich bin“.

Beim nächsten Besuch ist sie fröhlich und erleichtert: Ihr Mann hat eine Arbeit gefunden, alles geht besser, sie treibt regelmäßig Sport. Im Lauf der kinesiologischen Befragung wird Marianne von ihrer Körperweisheit mit dem Kernsatz „Ich bin unfähig, den Mann zu wechseln“ konfrontiert. Langsam sieht sie nun ein, dass es trotz ihrer Ideale und ihrer Erziehung doch besser für sie ist, sich Gedanken über eine Trennung zu machen. Dass ein solcher Gedanke sich immer wieder bei ihr meldet, stürzt sie in tiefe Depressionen. Sie hat Mühe, zu lernen und den Alltag zu bestehen. Um ihr aus diesem Dilemma zu helfen, wird sie auf die Ausbildung balanciert mit dem Zielsatz: „Ich bin es wert, erfolgreich zu sein.“

Leidensdruck durch unerfüllte Ideale

Autogenes Training soll dazu dienen, allein durch das Erreichen einer positiven Lebenseinstellung die persönliche Situation zu verbessern und etwa zu Gesundheit, Wohlstand, glücklichen Beziehungen usw. verhelfen. Positives Denken ist sicher besser als negatives. Andererseits kann man einem Schwerkranken, einem Angehörigen eines Unfallopfers, einer verlassenen Frau gegenüber nicht behaupten, dass sie eben nicht positiv genug gedacht hätten und das Unglück deshalb über sie hereingebrochen sei oder noch immer andauere. Folgt man der Ansicht, dass es keinen Zufall gibt, hat man sich nach dem Gesetz von Ursache und Wirkung alle Lebenssituationen selber eingebrockt. Wenn das Unglück andererseits eine Auswirkung auf eine in diesem Leben begangene Tat oder Fehlhaltung sei, dann stamme es zumindest aus einem früheren Leben; wenn nicht von dieser Erde, dann von einer früheren Existenz auf einem anderen Planeten. Man muss eben „Karma abtragen“. Sehr hilfreich ist diese Einstellung allerdings nicht. Diese Denkweise verhindert ja gerade das Suchen und Finden von Auswegen und Lösungen.

Den nächsten Termin sagt Marianne ab – nicht immer erfährt der Therapeut, wie die Lebens- und Leidensgeschichten zu Ende gegangen sind. Priorität besitzt die Soforthilfe, der Versuch, mit Widersprüchen zwischen Ideal und Realität besser fertig zu werden und den eigenen Weg zu finden.

Ein Jahr später erzählt Marianne, dass die Anwendungen für sie ein wichtiger Anstoß waren, an sich selbst zu arbeiten, um Emotionen und Widersprüchen nicht mehr so ausgeliefert zu sein. Mithilfe einer Psychologin, die Marianne regelmäßig besucht, macht sie weitere Fortschritte. Auch ihr Mann hat sich in seinem Verhalten ihr gegenüber verändert: Er hat eine geregelte Arbeit und trägt mehr zum Funktionieren der Ehe bei, sodass sie nun nicht mehr gefährdet ist.

Damit ist die Arbeit des Therapeuten getan: Nicht die langfristige Begleitung des Klienten ist das Ziel, sondern den Anstoß zu notwendigen Veränderungen zu geben und die Weichen zu einem Kurswechsel zu stellen.

Im Fluss bleiben

Uneingestandene, verdrängte, unausgesprochene negative Gefühle führen zu Depressionen, Ängsten, körperlichen Beschwerden und zur Unfähigkeit, positiv zu empfinden. Auf dieses Problem wendet man das Modell des Energieflusses durch die chinesischen fünf Elemente an, die auch die Emotionen umfassen. Durch Anerkennen und Ausdrücken können negative Gefühle am schnellsten in positive umgewandelt werden.

Die Seelsorgerin Cornelia ist durch eine Krankheit in ihrer Bewegungsfreiheit eingeschränkt. Ihr Beruf ist das Wichtigste für sie. Immer wieder über-

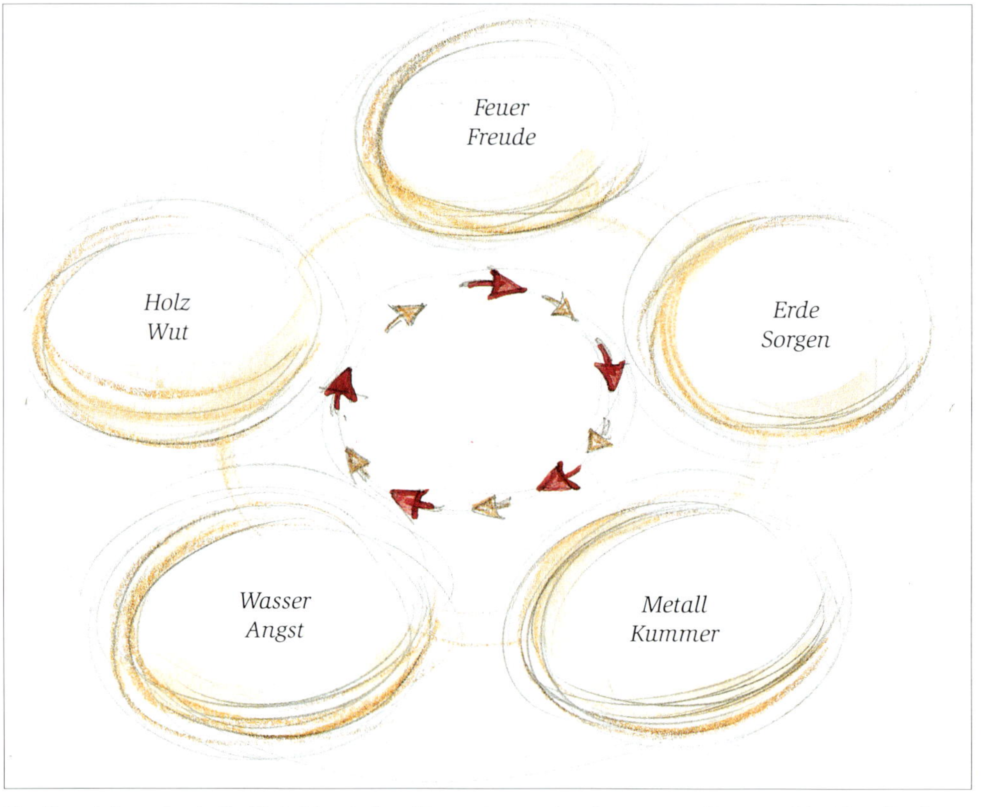

Der Energiefluss durch die fünf chinesischen Elemente: von den Sorgen zum Kummer, blockiert durch Angst, befreit durch Wut, führt schließlich zur Freude.

kommt sie jedoch die Angst, dass sich ihre unheilbare Krankheit durch zu viel Stress im Beruf verschlimmern könnte. Sie möchte einen Energieausgleich, möchte ihre Energien bündeln und zentrieren. Cornelia ist sensibel und stellt höchste Ansprüche an sich selbst. Ihre Arbeit befriedigt sie sehr, ist aber leider kein Heilmittel gegen die krankheitsbedingten inneren Konflikte und familiären Schwierigkeiten. Cornelia fällt immer wieder in ein tiefes Loch, hat Ängste, verbringt schlaflose Nächte und macht sich große Sorgen. Als Intellektuelle mit psychologischem Wissen kann sie ihre Lage zwar einschätzen, sich aber selbst nicht helfen.

Du darfst nicht wütend sein!
Nach einiger Zeit stellt sich heraus, dass die nach Perfektion strebende Cornelia sich nie gestattet hat, menschliche Gefühle zuzulassen und auszuleben. Sie erlaubt sich nicht, wütend, traurig, schwermütig oder müde zu sein, es sei denn, sie ist ernsthaft erkrankt. Sie wird darauf balanciert, solche Gefühle nicht nur zuzulassen, sondern auch anzuerkennen und auszudrücken.

Nach dem chinesischen Gesetz des Energieflusses durch die fünf Elemente ist es besonders wichtig, im Fluss zu bleiben. Gesundheit ist der ausgeglichene Fluss der Lebensenergie durch alle Elemente, Krankheit beginnt immer mit einer Blockade des Energieflusses (siehe Abbildung „Energiefluss durch die fünf chinesischen Elemente" Seite 76). Emotionale Blockaden können sich durch verkrampftes Lächeln, aber auch durch permanente Wutanfälle äußern – beides macht krank. Dies ist einer der Bereiche, in denen sich die energetischen Disziplinen und die Psychologie einig sind: Es ist schädlich, seine Gefühle zu negieren, zu verdrängen oder ganz zu unterdrücken.

Cornelia muss lernen, ihre Gefühle auszudrücken. Als psychologisch ausgebildete Seelsorgerin ist sie mit intensiven Gesprächen vertraut. Cornelia sieht ein, dass auch sie ihre menschlichen Bedürfnisse und Schwächen anerkennen und berücksichtigen muss. Da sie wegen ihrer Krankheit ihren Gefühlen körperlich nicht so Ausdruck geben kann, wie es Gesunde können, muss sie durch Energiebalancen gestützt werden. So kann sie ihrerseits anderen Menschen helfen und ihr eigenes Leben besser in den Griff bekommen.

Allergien – Nahrungsmittelunverträglichkeiten – Lebensführung

Das „Allergisch-auf-das-20.-Jahrhundert-Syndrom"

Die moderne Definition des Zusammenspiels von körperlichen, geistigen und seelischen Faktoren ähnelt kommunizierenden Netzwerken. Wenn im menschlichen Organismus eines dieser Netzwerke aus welchen Gründen auch immer aus der Balance geraten ist, werden auch andere gestört. Auslöser dafür sind Stress, bedingt durch man-

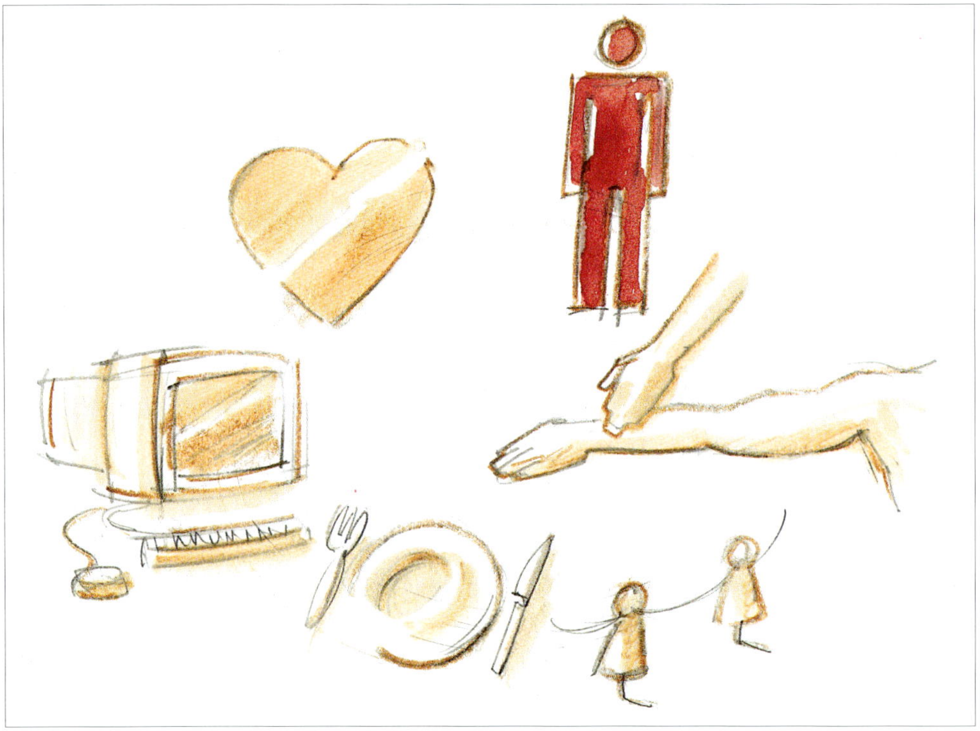

Beschwerden sind immer multifaktoriell: Der Muskeltest leitet uns an, in welcher Richtung sie korrigiert werden müssen. Arbeiten wir zuerst an den Emotionen, an den Nahrungsmittelverträglichkeiten, am Elektrosmog, oder trinken wir zuerst einmal ein Glas Wasser?

gelhaftes Zusammenarbeiten von Hirnbereichen, was Lernschwierigkeiten und Haarausfall zur Folge haben kann. So bildet sich ein günstiger Nährboden für Candida-Befall und Allergien, die wiederum durch Nahrungsmittelunverträglichkeiten und akute Stress-Situationen in der Familie verstärkt werden können.

Cecile leidet nicht nur unter Migräne, sie hat auch den Verdacht, dass ihre Ernährungsgewohnheiten etwas mit ihren Verdauungsstörungen, allergischen Reaktionen und ihrem Heißhunger auf Süßes zu tun haben könnten.

Der Muskeltest zeigt, dass ein Problem bei der Hirnorganisation vorliegt, das heißt, bestimmte Funktionen im Gehirn sind leicht gestört. Der Muskeltest führt zum kinesiologischen Programm „Global Kinesiologie", dort zum Unterprogramm „Mentale Funktionen", dann zur Funktion der efferenten Bahnen. Efferente Bahnen sind Nervenstränge, die den Aktionsimpuls von Rückenmark und Hirnstamm auf Muskelfasern übertragen. Sie sind also ursächlich dafür geschaffen, dass Nervenimpulse vom Zentralen Nervensystem über die Hirnnerven in den

Körper geleitet werden und dort mithilfe der Muskeln und Drüsen die beabsichtigten sensomotorischen Bewegungen auslösen. Auf Anfrage bestätigt der Muskeltest, dass diese Funktionsbeeinträchtigungen zu 66 % an der Migräne beteiligt sind. Nach einer Anwendung (Halten von vier Punkten über länger Zeit) ergibt der Muskeltest, die Migräne sei nun „zu 95 % korrigiert." Beim nächsten Termin berichtet Cecile, die Migräne sei praktisch verschwunden, trete nur noch zur Zeit der Menstruation auf. Auch lerne sie nun viel leichter als früher.

Candida verbraucht die Lebensenergie

Beim ersten Besuch zeigte sich auch ein Candida-Befall. Nach den Forschungen des amerikanischen Physikers Steve Rochlitz, der als Betroffener eine ausführliche wissenschaftliche Arbeit über Candida und Allergien geschrieben hat, hängt der Candida-Befall u. a. mit mangelhafter Arbeit zwischen Herz und Gehirn zusammen. Um diese Zusammenarbeit zu verbessern, gibt es eine Reihe von einfachen Übungen, die sehr anschaulich in seinen Büchern „Die Fehlende Dimension: eine Energiebalance" und in „Aus dem Vollen Schöpfen" beschrieben sind. Steve Rochlitz durchlitt alle Stadien der allergischen Reaktionen und des Candida-Befalls bis zur Einlieferung in die Notfallstation des Krankenhauses mit Verdacht auf Herzinfarkt – tatsächlich aber eine Candida-Reaktion. Er entwickelte das Kinesiologie-Korrektur-System „EBS", um mit der Störung, die er „Allergisch-auf-das-20.-Jahrhundert" nennt, besser umgehen zu können.

Cecile leidet – wie auch Steve Rochlitz – unter multiplen Beschwerden. Neben Migräne und Candida nennt sie trotz ihres jugendlichen Alters als weitere Störungen Wasser in den Beinen, Lernprobleme und Ess-Störungen. Bei ihrem nächsten Besuch wird das Thema „Wasser in den Beinen" besprochen. Wie immer gilt es zuerst, den Körper zu fragen, welches Thema vorrangig behandelt werden soll. Daraufhin wird das Problem in ein positives Ziel übersetzt. Der Körper kann dann besser arbeiten – in diesem Fall bedeutet das Ziel: „leichtfüßig und locker".

Die Anwendung kann auch durch das Betrachten einer Abbildung aus dem Anatomiebuch unterstützt und verstärkt werden.

Bei der Suche nach der richtigen Korrekturmethode führt der Muskeltest zur Rubrik „Körper". Mithilfe eines Anatomiebuchs wird das betreffende Organ ermittelt, in diesem Fall das Herz. Die einzelnen Stellen werden vorgelesen, die Klientin betrachtet während der Anwendung die entsprechenden Abbildungen. In solchen Fällen wird nicht medizinisch, sondern energetisch gearbeitet, wobei der Körper jedoch das exakte Benennen des Themas und die Illustrationen benötigt, um das entsprechend starke Signal im Gehirn auszulösen, das wiederum die Selbstheilungskräfte des Körpers aktiviert. Zusätzlich sollte aber immer

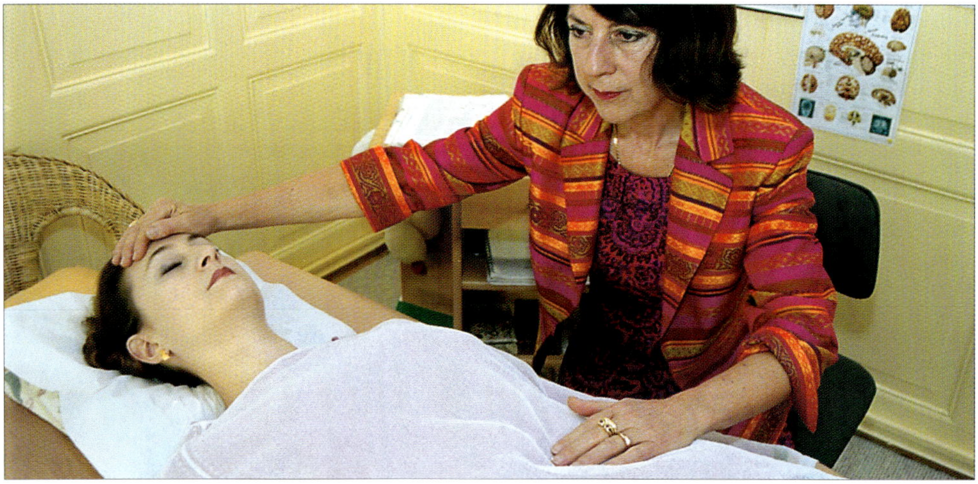

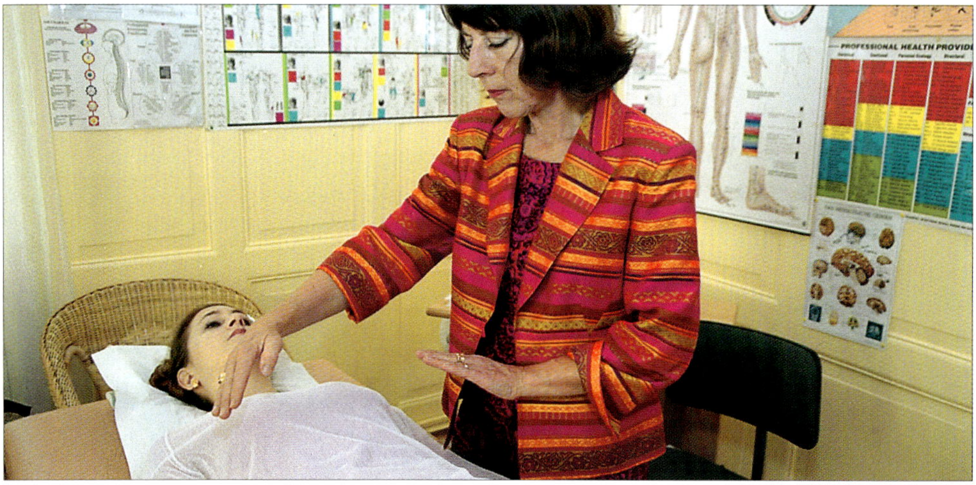

Das Halten von Resonanzpunkten bewirkt eine Neuverteilung der Energien im Körper.

auch der Hausarzt konsultiert werden. Das Thema „leichtfüßig und locker" wird durch das lange und intensive Halten von 21 Resonanzpunkten und der Betrachtung der Abbildung eines Herzens behandelt. Begleitend empfiehlt sich Musik, etwa eine Aufnahme von tibetischen Klangschalen. Die Vibration der Klangschalen unterstützt die Anwendung.

Beim nächsten Besuch berichtet Cecile, dass sie sehr viel Lebensenergie zurückerhalten haben. Sie könne sich besser konzentrieren, die Migräne sei verschwunden und sie habe viel weniger Wasser in den Beinen. Sie hat außerdem bemerkt, dass ein Zusammenhang zwischen dem Genuß bestimmter Lebensmittel und verstärkten Kopfschmerzen bzw. Verdauungsbeschwerden besteht. Mit der vorgeschlagenen Diät sowie der kinesiologischen Anwendung von Neutraler Organisationstechnik (NOT) wird auch ihre Verdauung besser.

Bei Cecile war die Anwendung erfolgreich. Sie hat ihre Prüfung bestanden und ist anschließend auf eine Weltreise gegangen.

Ich bin so müde ... und weiß nicht warum!

Chronische Müdigkeit kann durch Candida verursacht sein, einem im Darm angesiedelten Pilz, der bei Stress, Belastung durch Schwermetalle oder Einnahme von Antibiotika zu wuchern beginnen kann. Durch bessere körperinterne Koordination (Überkreuz- und andere Brain-Gym-Übungen) Einhalten einer Diät und Vermeiden von Zusatzstoffen in Lebensmitteln kann man dem entgegenwirken.

Die junge Amerikanerin Alice klagt über chronische Bronchitis und extreme, fast nicht kontrollierbare Müdigkeit. Nachmittags kann sie sich kaum wach halten und schläft über ihren Dentalhygiene-Patienten beinahe ein. Sie braucht dringend neue Energie und hofft, diese durch die Anwendung zu bekommen. Der Muskeltest ermittelt als Ursache für ihre Beschwerden Candida-Befall.

Exkurs: Candida – Symptome und Hilfe

Candida ist ein an sich harmloser Hefepilz der den Darm besiedelt. Unter bestimmten Umständen (mangelhafte interne Koordination als Folge einer Antibiotika-Kur, durch Amalgam-Belastung oder Stress) kann er sich jedoch explosionsartig vermehren und dann erhebliche Störungen auslösen, beispielsweise

- Blähungen
- Energieabfall, chronische Müdigkeit, Hoffnungslosigkeit
- Verdauungsbeschwerden
- Allergien
- unbestimmte „Herzbeschwerden“ bis zum „Herzinfarkt“ (der keiner ist)
- Fußpilz
- Hautausschläge
- juckender Ausfluss

Gegenmaßnahmen

Candida wird am besten durch die folgenden Maßnahmen bekämpft:

- Diät
- Vermeidung hefehaltiger Lebensmittel (Brot, Bier, Essig, Senf, Bouillon) sowie schimmelhaltiger Lebensmittel (viele Weich- und Blaukäsesorten, Nüsse, Trockenfrüchte), Zucker, Mehl, Weizen, Fertigprodukte
- Herz-Hirn-Integrationsübungen nach Steve Rochlitz (Überkreuzübungen mit einem Bein zusam-

men mit dem Testmuskel des Herzmeridians, dem Subscapularis) auf der anderen Körperseite
- Korrekturen nach den Programmen Touch for Health, NOT (Neurale Organisations-Technik nach Dr. Carl Ferreri) und der One-Brain-Serie (Three-in-One), die sich alle als sehr hilfreich für die bessere Koordination von Hirn- bzw. Organfunktionen und Nerven erwiesen haben.

In Labortests kann Candida meistens nicht nachgewiesen werden, da die Pilze außerhalb des Körpers absterben. Ärzte können die Anwesenheit dieses Pilzes daher oft nicht feststellen.

Alice wird anhand einer Nahrungsmittelliste getestet, die am häufigsten Candida und Allergien verursachende Stoffe enthält. Die Körperweisheit von Alice empfiehlt, viele der gebräuchlichsten Nahrungsmittel für 25 Wochen wegzulassen. 25 Wochen sind eine sehr lange Zeit, häufig genügen bereits 6–10 Wochen. Die Beeinträchtigung des Wohlbefindens ist jedoch so massiv, dass eine solche Maßnahme notwendig ist. Das erste Ziel, das angestrebt wird, heißt „Ich habe Energie".

Die E-Falle

E-Stoffe (Ergänzungs- bzw. Zusatzstoffe in Lebensmitteln) werden eingesetzt, um Lebensmittel haltbarer, attraktiver in Geschmack, Farbe, Geruch und Konsistenz zu machen und sie so besser verkaufen zu können. Es gibt neue und alte E-Stoffe, harmlose und schädliche. Der dem Joghurt zur Färbung zugefügte Rote-Bete-Saft ist weniger schädlich als etwa Nitroglycerin, das den Wein perliger machen soll. Eine Liste dieser E-Stoffe mit Hinweisen darauf, welche allergischen Reaktionen sie auslösen können, was sie bezwecken und wie harmlos oder aggressiv sie sind, kann man bei großen Umwelt- oder Verbraucherorganisationen beziehen. Nahrungsmittel mit E-Stoffen sind einfach zuzubereiten, aber häufig Verursacher von multiplen Allergien. Am ehesten werden diese vermieden, indem man eine spezielle Anti-Candida- und allergenfreie Diät einhält. Dazu gehört auch,

- vollwertige und natürliche Nahrung zu sich zu nehmen
- frisches, saisongerechtes Gemüse und Früchte aus lokalem, naturnahem oder möglichst Bioanbau zu verwenden
- alles selbst aus Frischprodukten zu kochen
- Fleisch als Neben- und nicht als Hauptgericht einzusetzen
- Fertigprodukte und Süßigkeiten möglichst zu meiden
- Milch, Schweinefleisch, Hefe- und Pilzprodukte (also auch Essig, Weichkäse, Trockenfrüchte), Zucker, Weizen und einige Gemüse und Früchte wie Karotten, Sellerie, Peperoni, Äpfel, manchmal auch Zitrusfrüchte für einige Zeit wegzulassen

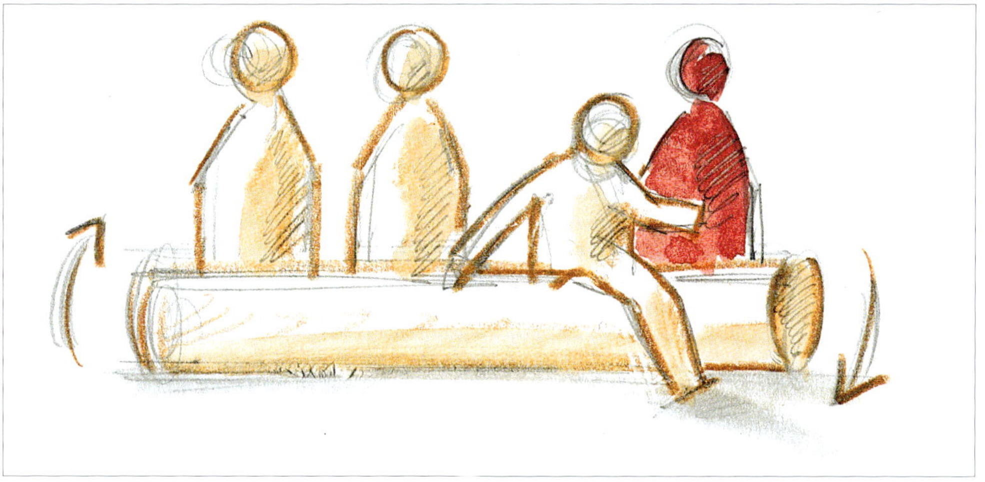

Viele unterschiedliche Ursachen tragen insgesamt dazu bei, das energetische und somit auch das körperliche Gleichgewicht aus der Balance zu bringen.

Alice studiert die Literatur mit großem Interesse.

Bis dahin hatte sie nicht gewusst, wie groß der Einfluss der richtigen oder falschen Nahrung auf ihr Wohlbefinden ist. Von jetzt an sind Ernährungsbücher und der Ratgeber „Die E-Falle" ihre ständigen Begleiter.

Nach einigen Wochen fühlt sie sich in jeder Beziehung besser: Das Einhalten der vom Muskeltest bzw. der Körperweisheit vorgeschlagenen Diät lohnt sich.

Alice hat mehr Energie, ist nicht mehr müde, die Bronchitis ist abgeklungen, der Candida-Pilz hat sich wieder aufs normale Maß eingependelt.

Alice hat viel über den wichtigen Einfluss der richtigen Ernährung auf das allgemeine Wohlbefinden und den Energiehaushalt gelernt.

Heuschnupfen

Dass eine Krankheit oder Beschwerde multifaktoriell aufgebaut ist, zeigt sich am Beispiel Heuschnupfen. Er wird teilweise durch Allergien (Pollenflug) verursacht, kann aber auch auf zwar vergessene, energetisch noch immer ungelöste emotionale Probleme aus der Kindheit zurückzuführen sein. Auch Nahrungsmittelunverträglichkeiten sowie mangelhafte Zusammenarbeit von Hirnbereichen, die Lernschwierigkeiten zur Folge haben, können beteiligt sein. Auslöser ist jeweils eine akute Stress-Situation.

Thomas, ein junger Hausmeister, klagt über Heuschnupfen, der ihm seit seiner Kindheit den ganzen Sommer verdirbt. Er muss niesen, die Augen brennen, die Nase ist geschwollen, er braucht pro Tag mehrere Packungen Taschentücher. Neu ist, dass sich noch

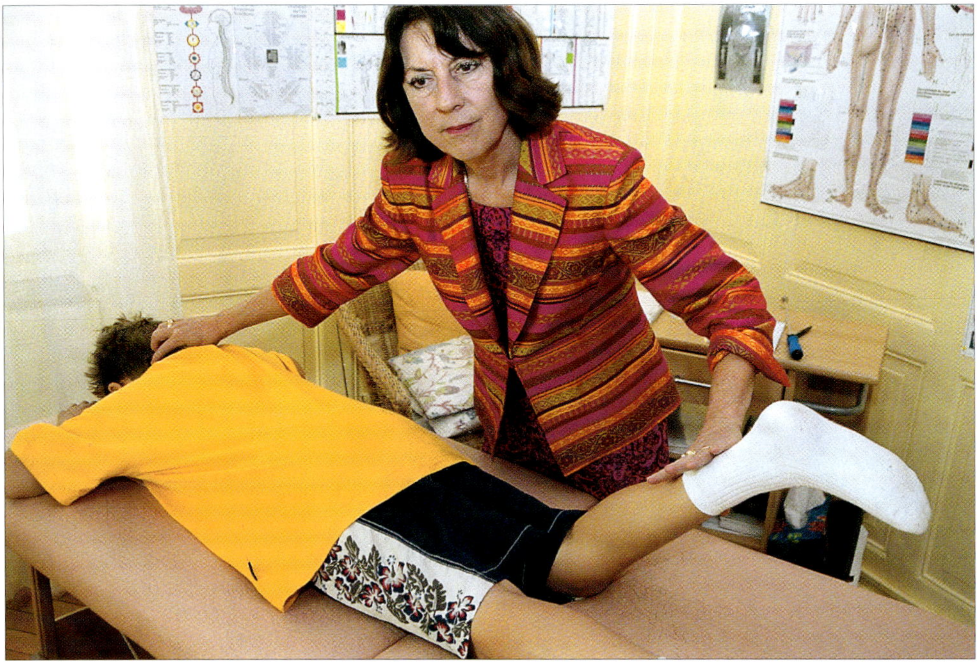

Neurale Organisations-Technik (NOT). Diese Methode, die aus der Chiropraktik entwickelt wurde, ist eine sehr wirkungsvolle Strategie gegen das Syndrom Allergie-Lernstörungen-Energieabfall.

Ausschläge dazu gesellen. Die kinesiologische Befragung mit dem Muskeltest nennt unter der Rubrik „Emotionenvorrang" ein ungelöstes Vaterproblem. Tatsächlich kann er sich erinnern, dass er als 13-Jähriger dem Vater Vorwürfe machte, weil dieser sich nach Thomas' Meinung damals unwürdig verhielt. Es gab großen Streit, er kann seinen Vater seither nicht mehr respektieren und fühlt sich irgendwie verloren. Auf den Einwand, dass Väter auch nur Menschen seien und dass er, Thomas, jedes Recht habe, seine eigene männliche Rolle zu leben, wird Thomas verdeutlicht, dass es zum Erwachsensein auch gehöre, dass man Väter nicht auf ein Podest stellt und dem nachtrauert, wenn diese vom Podest fallen. Das Nachtrauern äußert sich in Thomas' Fall in immer stärker auftretendem Heuschnupfen („verschnupft sein").

Verzeihen bzw. „Ich muss nicht perfekt sein" ist hier das Zauberwort bzw. das kinesiologische Ziel, das weiterhelfen kann, den Vater zu lassen, wie er ist, ohne übertriebene Erwartung oder Enttäuschung, damit Thomas selber frei sein kann und wegen unerfüllter Erwartungen nicht mehr in Form von Heuschnupfen leiden muss.

Wie immer in Fällen von Allergie, Heuschnupfen und Asthma werden auch die Nahrungsmittel ausgetestet.

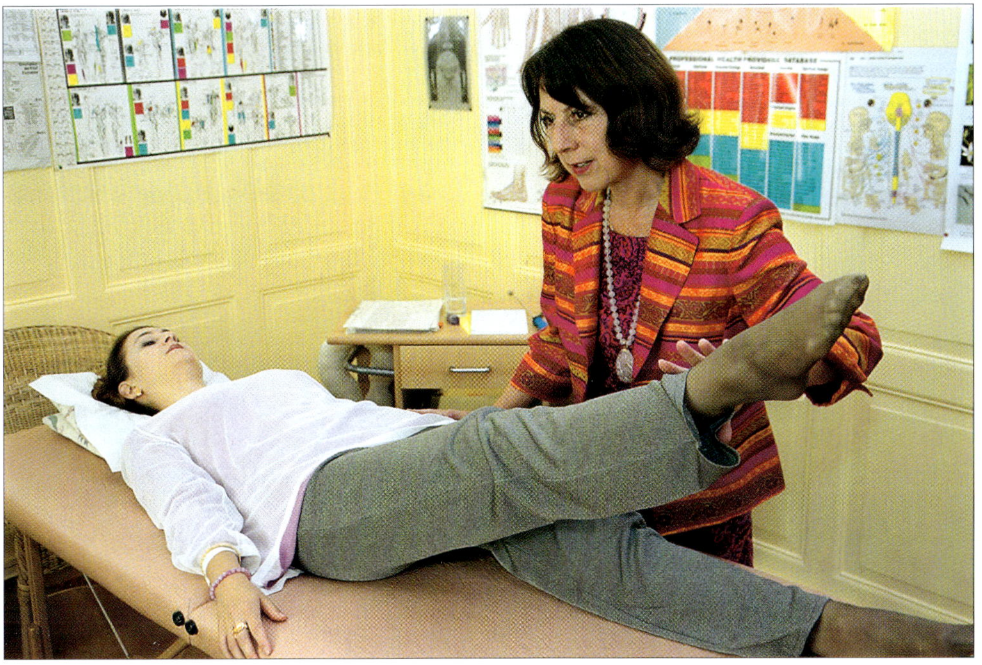

14 Muskeltests, hier das Testen des Testmuskels des Nierenmeridians, Psoas, geben Auskunft über Dysbalancen. Das Stärken eines Muskels hat Auswirkungen auf allen Ebenen des Körpers.

Der Muskeltest zeigt, welche Nahrungsmittel Thomas für die nächste Zeit meiden soll. Schon nach zwei Beratungen berichtet Thomas voller Freude, dass Heuschnupfen und Hautausschläge stark zurückgegangen seien. Da Thomas aber daneben schon immer unter Lern- und Schreibschwierigkeiten litt (die er allerdings nicht erwähnt hatte), wird er zusätzlich mit Neuraler Organisations-Technik (NOT) nach Carl Ferreri eingestellt. Diese Methode, die aus der Chiropraktik entwickelt wurde, ist eine sehr wirkungsvolle Strategie gegen das Syndrom Allergie-Lernstörungen-Energieabfall. Bei der letzten, sechsten Anwendung meint Thomas, dass das Schreiben nun auch besser gehe als früher. Der Muskeltest bestätigt, dass er keine weiteren Anwendungen mehr benötigt.

Migräne als Signal, sein Leben zu ändern

Zu viel Arbeit, zu langer Arbeitsweg und andere Belastungen; Festhalten an einer Beziehung aus materiellen Gründen; keine Veränderung, wo etwas geändert werden sollte: Der Körper reagiert mit massiven Beschwerden, die irgendwann nicht mehr reversibel sein werden.

Elvira wird von einem befreundeten Arzt in die kinesiologische Beratung geschickt. Er hat realisiert, dass ihre Beschwerden psychosomatischer oder, wie er sagt, neurovegetativer Art sind. Sie leidet unter rasenden Kopfschmerzen, die durch keinerlei Medikamente verschwinden. Die gebürtige Spanierin war mit einem Schweizer verheiratet – diesem Umstand hat die sehr sprachgewandte, fleißige Buchhalterin ihren Schweizer Pass und damit die sehr gut bezahlte Stelle bei einer Fluggesellschaft zu verdanken. Vom ersten Mann längst geschieden, lebt sie nun mit einem anderen Schweizer zusammen. Diese Beziehung ist alles andere als harmonisch. Aus Angst vor dem Alleinsein und weil sie sich schämt, bei Familie und Freunden zugeben zu müssen, dass sie auch ein zweites Mal in der Partnerwahl Pech gehabt hat, bleibt sie in der unbefriedigenden Beziehung, wo sie emotional, geistig und sexuell kalte Abweisung, im besten Fall ein oberflächliches Aneinander-vorbei-Funktionieren erlebt. Sie führt den Haushalt, er zahlt dafür die Miete für die gemeinsame große Wohnung. Der Wohnort wurde aus beruflichen Gründen des Partners nahe bei seinem, aber nicht ihrem Arbeitsplatz gewählt. Für Elvira bedeutet dies zwei Stunden Fahrt pro Arbeitsweg. Sie vermisst ihre Familie in Spanien, die lockeren, herzlichen, unkomplizierten familiären und sozialen Beziehungen, die menschliche und klimatische Wärme.

Abgesehen vom langen Arbeitsweg ist der Druck am Arbeitsplatz enorm gestiegen. Das Team ist von sechs auf zwei Personen reduziert worden, die dieselbe Arbeit erledigen müssen. Die Kopfschmerzen haben sich während des Stellenabbaus innerhalb des Arbeitsteams verstärkt. Der gute Verdienst und die günstigen Flugtickets, die ihr regelmäßige lange Ferienaufenthalte sowie eine höheren Ansprüchen genügende Ferienwohnung im Heimatland ermöglichen, sind der Grund, die Stelle zu behalten.

Beim ersten Besuch wird nach der Erklärung und Demonstration von Muskeltest und Kinesiologie gemeinsam der Zielsatz „Ich fühle mich geliebt und akzeptiert, auch wenn ich allein bin“ erarbeitet. Das Testen von 14 Muskeln, die Stärkung der jeweils abgeschalteten Muskeln nach dem Touch-for-Health-Programm, das langsame Aussprechen des Zielsatzes, begleitet von Augenrotationen und dem Zuführen von Energie an vier Punkten des Körpers, sind Inhalt der ersten Anwendung. Beim nächsten Besuch berichtet die Klientin, dass es ihr nach der Sitzung für einige Tage besser gegangen sei, die Kopfschmerzen dann aber wieder aufgetreten seien.

Mit Aroma-Essenzen zum Unbewussten

Beim zweiten Besuch ergibt die routinemäßige Prüfung mit dem Muskeltest, dass zusätzlich zur kinesiologischen Anwendung eine Aroma-Essenz benötigt wird. Die richtige Essenz wird mithilfe des Pendels ermittelt. (Das Pendeln erbringt dieselben Resultate wie der Muskeltest – siehe dazu auch Seite 81). Das Pendel zeigt das Aroma „Petit Grain" an. Es wird kinesiologisch folgendermaßen eingesetzt: Der Klient atmet einen in der Handfläche zerriebenen Tropfen der Essenz ein.

Elvira springt beinahe von der Liege und ist im Innersten zutiefst aufgewühlt: So roch es immer im Orangenhain ihrer Großmutter! (Petit Grain wird aus Blättern und Zweigen von Orangenbäumen hergestellt.) Dieser Geruch weckt die Erinnerung daran, wie sie als Kinder zwischen den Orangenbäumen herumtollten, einzelne Blätter und Zweige abrissen, diese zwischen den Fingern zerrieben und daran rochen ... Einmal mehr zeigt sich, dass die Kinesiologie an der Schnittstelle zwischen Körper und Geist/Seele, zwischen individuellem Unbewussten und kollektivem Energiefeld arbeitet.

Bei der nächsten Konsultation berichtet Elvira, dass die Kopfschmerzen seither nicht mehr aufgetreten seien. Stattdessen macht ihr ein Konflikt am Arbeitsplatz zu schaffen, der sich körperlich mit „Herzschmerzen" auswirkt. Der Muskeltest deutet dies als „angemessene Reaktion auf eine Situation". Mit dem Zielsatz „Ich muss nicht mehr glauben, dass ich perfekt sein muss", der für vier Wochen täglich zu Hause wiederholt werden muss, soll Elvira beruflich und privat Stress abbauen.

Angstzustände und Frustkäufe

Nach Kopf- und Herzschmerzen treten jedoch Angstzustände auf. Elvira berichtet, dass sie diese immer mit Konsum übertüncht und beruhigt. Insbesondere kann sie nicht genug bekommen von schönen teuren Kleidern, was sie jeweils für kurze Zeit ablenkt. Der kinesiologische Muskeltest bei Elvira zeigt an, dass auf der Maslowschen Bedürfnisskala nur zwei der sechs Grundbedürfnisse erfüllt sind, die Erfüllung der körperlichen Bedürfnisse und ihr Sicherheitsbedürfnis.

Wie immer, wenn nicht klar ist, welches Ziel Priorität hat, um ein Problem oder ein Defizit auszugleichen, ist es sehr nützlich, sich an die Zielsätze für die Meridiane nach John Diamond zu halten. In jedem Meridian herrscht ein Grundgefühl vor, das als Zielsatz ausgedrückt werden kann. Der Muskeltest von Elvira gibt an, dass der Magenmeridian, dessen Hauptzielsatz „Ich bin glücklich und gesegnet" ist, Priorität hat. Die Arbeit an diesem Zielsatz wird unterstützt durch Bach-Blüte Nr. 27 – Quellwasser –, das einen Neubeginn erleichtert. Auch diesen Zielsatz soll sie für einen Monat dreimal pro Tag wiederholen.

Beim fünften und letzten Besuch sind Kopf-, Herz- und Magenschmerzen verschwunden. Elvira sieht klarer, dass sie ihre Beziehung lösen sollte. Von fünf Magneten unterstützt, werden nun ihre Energien auf den Zielsatz „Ich treffe immer eine positive Entscheidung" umgelenkt.

Etwa ein Jahr später meldet sich die Klientin wieder. Nach mehrmonatiger Pause seien alle Beschwerden und Schmerzen zurückgekehrt. Auf Nachfragen erzählt Elvira, dass sie weder

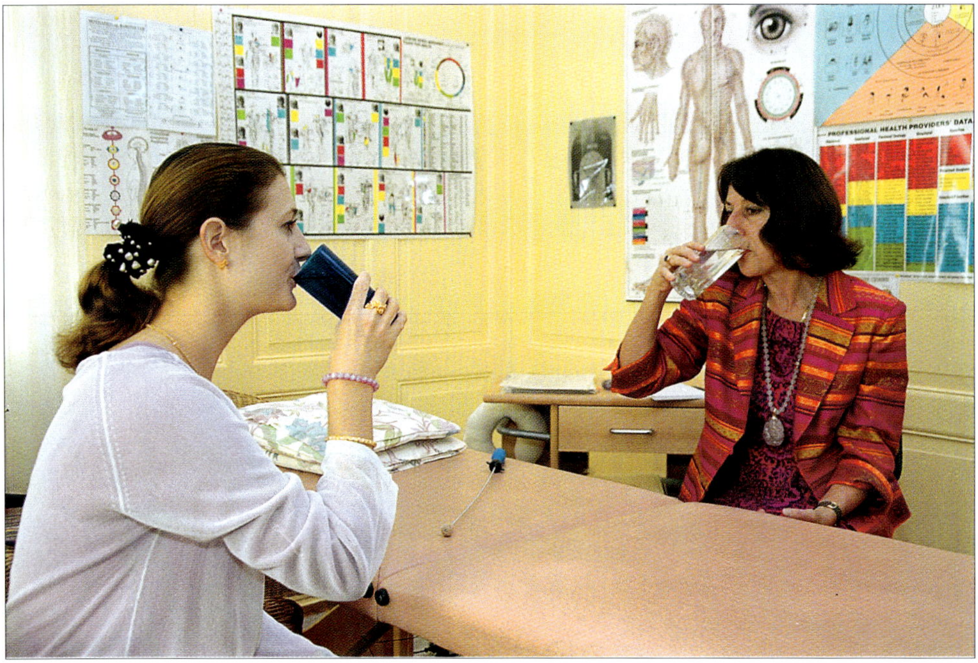

Klientin und Kinesiologin brauchen genügend Wasser, um die elektrische Leitungsfähigkeit, die Kommunikation zwischen den Zellen, aber auch zwischen Kinesiologin und Klientin, sicherzustellen.

den Wohnort näher an den Arbeitsplatz verlegt noch ihre unbefriedigende Beziehung abgebrochen habe. Als sie darauf hingewiesen wird, dass der Grund für ihre Beschwerden hier und nicht in einer Krankheit zu finden sei, wird sie ablehnend, zieht sich zurück. Lieber wechselt sie die Kinesiologin und den behandelnden Arzt – der ihr unabhängig dasselbe empfiehlt, als ihrem Leben die richtige Richtung zu geben. Sie sagt den letzten Termin ab, alle Warnungen in den Wind schlagend, bleibt sie wegen der Wohnung, der materiellen Besserstellung, dem Erhalt der Fassade vor Familie und Freunden mit rebellierendem Körper bei dem Mann, für den sie vier Stunden Fahrt pro Tag in Kauf nimmt, der sie ignoriert und mit Kälte behandelt.

Ohne Wasser geht es nicht!

Genügend Wasser zu trinken ist die erste Energieübung in der Edu-Kinesiologie. Nur so können die Zellen effizient Informationen verarbeiten und austauschen. Der Körper besteht zu 60 bis 70 % aus Wasser, die Kommunikation innerhalb des Körpers erfolgt elektrisch; Wasser ist der ideale Leitungsträger. Zusätzliche Übungen zur besseren Gehirnkoordination, wiederholt während mindestens drei Wochen bringen sofortige Leistungsverbesserung.

Laura hat stechende Kopfschmerzen, immer an derselben Stelle. Zum Arzt will sie aus verschiedenen Gründen nicht gehen, u. a. weil sie glaubt, keine Zeit für einen Arztbesuch zu haben. Im zweiten Lehrjahr als Friseurin arbeitet sie schon mit vielen eigenen Kundinnen von morgens 8.00 Uhr bis abends 18.00 Uhr ohne Pause, auch durchgehend ohne Essen. Das Trinken vergisst sie meistens auch. Der kinesiologische Muskeltest führt dazu, dass sie sich mehr „bewegen“ und trinken soll. Nach den Bewegungsübungen und häufigerem Wassertrinken fühlt sie sich sofort besser, der Schmerz hat nachgelassen.

Das „Homeplay“, also die Übungen, die Laura zu Hause täglich für ca. drei bis vier Wochen wiederholen sollte, wäre regelmäßiges Essen und Trinken sowie Bewegung. Darüber hinaus sollte sie eine besondere, recht schwierige kinesiologische Übung regelmäßig ausführen.

Nach einigen Monaten kommt Laura erneut zur Anwendung, sie wirkt zwar sehr nett zurecht gemacht und adrett, beim Berühren zeigt sich jedoch sofort die extreme Spannung in ihrem Körper. Wieder klagt sie über diffuse Schmerzen. Die Bedingungen an ihrem Arbeitsplatz sind nicht besser geworden. Sie wagt es nicht, ihren Chef mit der Forderung nach angemessenen Ruhe- und Mittagspausen zu konfrontieren. Im Dauerstress vergisst sie auch das Essen. Hastig verzehrt sie jeweils zwischen zwei Kundinnen ein Schokoladenküchlein, und zwar bis zu 30 Stück pro Tag! Morgens isst sie aus Zeitmangel nicht richtig, ebenso mittags, und abends ist sie zu müde, um noch zu kochen. Der Muskeltest gibt extremste Stressbelastung an. Dass sie überhaupt Zeit hat, Beratung zu suchen, ist eher Zufall. Sie wird nochmals auf die Bedeutung des regelmäßigen und richtigen Essens und Trinkens aufmerksam gemacht. Wie sie mit dieser Information umgeht, ist ihre eigene Entscheidung. Ihre Jugend mag die Sünden in der Ernährung noch einige Zeit wettmachen, doch muss sie lernen, ihren Körper angemessen zu behandeln.

Abnehmen ohne Anstrengung?

Übergewicht hat unterschiedliche Ursachen. Auf der emotionalen Ebene: Man isst, um sich zu trösten oder zu schützen, und gebraucht dafür einschränkende Glaubenssätze. „Es gelingt mir ohnehin nicht abzunehmen.“ Auf der organisatorischen Ebene: Hirnhälften, die im Hinblick auf gute Vorsätze nicht optimal zusammenarbeiten. Kinesiologisch gesehen ist dies eine Lernschwierigkeit.

Hier korrigiert man durch befreiende Glaubenssätze, durch die Änderung der Einstellung zum Essen (genießen statt trösten und schützen), durch eine Neubahnung sowie durch eine zur Persönlichkeit passende, mit dem Muskeltest erfragte Diät.

David kommt in die Kinesiologie-Beratung, weil er von einer mühelosen Diät gehört hat. Der Mittfünfziger kämpft schon seit Jahren vergeblich gegen überflüssige Pfunde. Alle paar Jahre macht er für einige Wochen eine so genannte „Max-Planck-Diät". Diese Diät – eine abgewandelte Form einer Hochprotein-, Nullkohlenhydrate-Diät – bewirkt zwar im Moment eine rasante Gewichtsabnahme, durch die Übergewichtige in drei bis vier Wochen ohne weiteres etwa 10 kg abnehmen können, bereits nach einem Jahr bringen sie jedoch wieder dasselbe Gewicht auf die Waage wie vor der Diät. Häufig kommen sogar noch ein paar zusätzliche Pfunde hinzu. Der Stoffwechsel des Körpers wird empfindlich gestört, gerät aus dem Gleichgewicht, der so genannte Jo-Jo-Effekt zeigt Wirkung. Beim Essverhalten fallen Übergewichtige von einem Extrem ins andere: Die tägliche Nahrung besteht aus zu vielem, zu fettigem, zu süßem und zu reichhaltigem Essen. Während einiger Wochen pro Jahr befolgen diese „Abnahmewilligen" eine Radikaldiät. In dieser Zeit essen sie nichts oder vor allem zu wenig, was zur Folge hat, dass der Körper auf „Hungersnot" schaltet und jede Kalorie besonders gut verwertet. Ein weiterer Fehler besteht darin, nur eine Mahlzeit am Tag zu sich zu nehmen und zu glauben, man würde eher abnehmen, denn „man darf doch nicht die ganze Zeit essen, das wäre undiszipliniert". Auch dies ist ein Trugschluss: Wie die aktuelle Ernährungsberatung empfiehlt, schaltet der Körper mit häufigen kleinen Mahlzeiten auf „Verschwendung", der Energie-Koeffizient wird kleiner, die Kalorien werden verbrannt und nicht in Fett umgewandelt. Mit nur einer oder höchstens zwei Mahlzeiten pro Tag wird hingegen das allerbeste Futterverwertungsprogramm eingeschaltet. Die bessere Nutzung der Kalorien während einer Diät oder durch seltenere Nahrungsaufnahme wird auch beibehalten, wenn die betreffende Person wieder zur normalen Nahrung übergeht, was dann erneut zu rascher Gewichtszunahme führt.

Diese Tatsachen werden heute auch in der Präventiv- und Sportmedizin berücksichtigt.

„Emotionale Saboteure", die Zustatt Abnehmen bewirken

Wie immer fragt der Kinesiologe zuerst nach der Körperweisheit – gibt es z. B. emotionale Dinge zu klären? Gibt es ein „Sabotage"-Programm, irgendwelche Verhaltensmuster, die sich häufig schon in früher Kindheit eingeprägt haben und die bewirken, dass man beim besten Willen trotz aller guten Vorsätze, nicht ab-, sondern zunimmt?

Bei David finden sich sogar mehrere solcher Muster: Einerseits braucht der behäbige und beim größten Stress sehr ruhig wirkende Manager sein Gewicht als Schutzpolster, damit unangenehme Mitarbeiter und Emotionen ihm nicht zu nahe kommen. Außerdem ergibt der Muskeltest noch einschränkende Glaubenssätze, die David daran hindern, sein Gewicht zu reduzieren. Zutiefst im In-

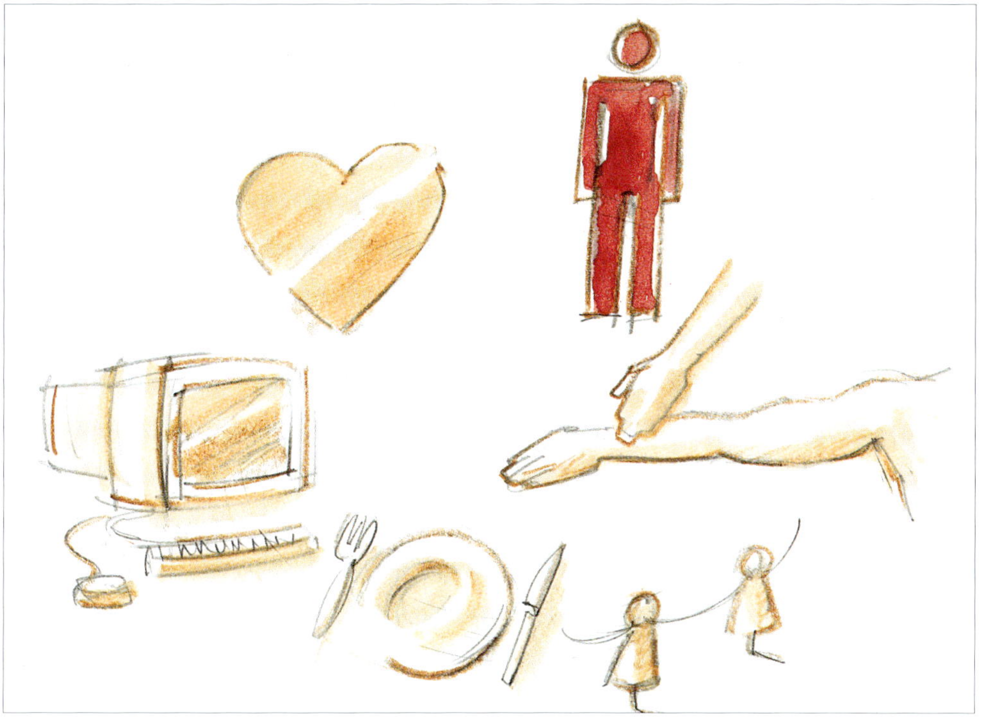

Die mit dem Muskeltest erarbeitete Diät (Gedeck) berücksichtigt Vorlieben und Abneigungen der Klienten, ist weder extrem noch einseitig und besteht im Wesentlichen aus Verzicht auf unverträgliche Lebensmittel. Saboteure der Emotionen (in der Abbildung symbolisiert durch das Herz) bewirken, dass aus falschen Beweggründen zu viel gegessen wird, beispielsweise um sich zu schützen oder zu trösten.

nern glaubt er nämlich nicht daran, dass er schlank sein oder einen perfekten Körper haben könnte. Eigentlich will er gar nicht abnehmen: Er mag sich selbst nicht; er isst, wenn er deprimiert ist. Da auch seine Mutter und sein Vater übergewichtig waren, ist er im Innersten davon überzeugt, dass Übergewicht für ihn ein unabänderliches Schicksal ist. Solche Glaubenssysteme sitzen sehr tief und sind die eigentlichen „Saboteure". In solchen Fällen ist der Grund für das Essen selten positiv, es ist kein Genuss. Gegessen wird, um sich zu schützen oder sich zu trösten.

Diät halten können: eine Lernaufgabe

Offensichtlich kommt bei David ein Lernproblem dazu, denn die Frage nach der geeigneten Methode, um die Saboteure endgültig auszuschalten, beantwortet sein Körper mit: „eine edukinesiologische (oder Brain-Gym) Neubahnung bitte". Die Übungen wird David zu Hause zusammen mit dem befreienden Zielsatz „Ich kann schlank sein, auch wenn mein Vater übergewichtig war" für mindestens einen Monat wiederholen. Erst beim nächsten Besuch wird die für ihn maßgeschneiderte Diät erarbeitet. Zuerst wird

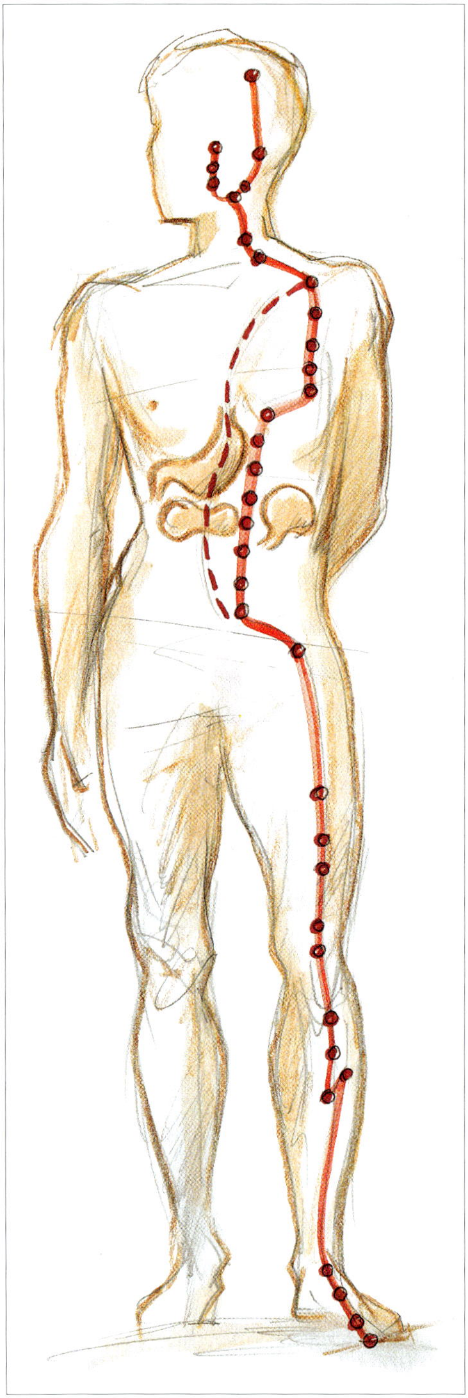

das Ziel „Ich will abnehmen“ oder auch das Zielgewicht in den Biocomputer (Körper) mittels Muskeltest „eingegeben“. Die Information, die danach folgt, bezieht sich nur auf das zuerst eingegebene Thema. Man könnte also verschiedene Themen eingeben: z. B. Diät für sportliche Höchstleistung, Diät für Stabilisierung des Blutdrucks, Diät gegen Arthritis und Rheuma oder eben Diät zur Gewichtsreduktion. Jedes Mal würde der Körper einen anderen Ernährungsplan anzeigen.

Die Diät für David ist nicht allzu streng. Offenbar scheint David (wie der größere Teil der Menschheit) eine Intoleranz bezüglich Zwiebeln, Milch (Milch macht muntere Menschen müde!), Weizen, Bier, Schweinefleisch und einigen anderen Lebensmitteln zu haben. Das Weglassen dieser „Hauptübeltäter“ bewirkte ein stark verbessertes Wohlbefinden, berichtet er bei den nächsten Besuchen, er fühlt sich viel fitter und gesünder als vorher. Obwohl er sich bei den Nahrungsmitteln, die sein Körper als verträglich befand, keinen Zwang antut, schmelzen die Pfunde langsam, aber nachhaltig. David ist begeistert und vermisst nach kurzer Zeit die vom Körper abgelehnten Nahrungsmittel gar nicht mehr. Er spürt immer deutlicher, welchen schlechten Einfluss sie auf seinen Energiezustand haben.

Schwindel und Magenkrämpfe können durch Über- oder Unterenergie des Magenmeridians verursacht sein. Regelmäßige Beruhigung bzw. Aktivierung dieses Meridians bringt Beschwerden zum Verschwinden.

Nur vier Beratungsstunden waren ausreichend, um das nachhaltige Abnehmen in Gang zu setzen und David auch in anderen Lebensbereichen stressresistenter zu machen. Ein Jahr später erzählt David, dass er nach der Kinesiologie noch eine andere Methode ausprobiert habe, die ebenfalls auf der energetischen Reaktion des Körpers auf Lebensmittel basiert. Diese Diät sei der kinesiologisch ausgetesteten ähnlich gewesen, nur noch strenger. Seither habe er in einem Jahr 10 kg abgenommen. Ebenso geht es fast allen Klienten, die eine von ihrem eigenen Körper empfohlene Diät befolgen. Sie nehmen innerhalb kurzer oder längerer Zeit nachhaltig ab.

Energetische Probleme und Schlaf

Unheilbare Magenkrämpfe

Schwindel und Magenkrämpfe können durch zu wenig Energie auf dem Magenmeridian verursacht sein. Darüber hinaus muss der interne Schutzmechanismus eines Menschen gestärkt werden. Das Halten von Stirnpunkten (das sind die neurovaskulären Punkte des Magenmeridians) bringt die Energie ins Vorderhirn bzw. in die Großhirnlappen und baut Ängste ab.

Seit vielen Jahren leidet Margaret an Magenkrämpfen. Diese können so stark werden, dass sie zusätzlich unter großen Ängsten leidet, sie könnte zusammenbrechen – irgendwo, irgendwann. Die Magenkrämpfe werden durch Stress ausgelöst, auch durch Besuche im Pflegeheim bei der invaliden Schwester. Die Angst, unkontrolliert irgendwo zusammenzubrechen, macht alles schlimmer. Margaret ist durch ihren Enkel, dessen Lernschwierigkeiten erfolgreich mithilfe der Kinesiologie behandelt werden, auf diese Methode aufmerksam geworden. Ärzte können ihr nicht helfen. Medikamente und auch eine Operation brachten keine Linderung der Beschwerden. Organisch ist nichts feststellbar. Dies ist eine wichtige Voraussetzung für die Anwendungen, die nicht von einem notwendigen Arztbesuch abhalten dürfen.

Beim ersten Besuch werden 14 Muskeltests durchgeführt, die Auskunft über den Energiefluss in den 14 Hauptmeridianen geben. Das Ziel für heute ist: „Ich bin wohl und sicher." Zum lauten Aussprechen dieses Ziels – was auf der Gehirnebene den erforderlichen elektrischen Impuls auslöst, um die Selbstheilungskräfte in die gewünschte Richtung zu lenken – muss Margaret ihre Stirnpunkte halten. Das Halten der Stirnpunkte bewirkt eine Aktivierung des Vorderhirns. Bei Stress bleibt die Energie in den stammesgeschichtlich älteren Hinterhirnbereichen stecken. Diese Bereiche haben wir mit Tieren gemeinsam, das Vorderhirn haben nur Menschen (und Delphine). Das Halten der Stirnpunkte bewirkt also, dass man Stress lösen kann, dass man wieder als Mensch handeln kann und nicht dem im Hinterhirn beheimateten Instinktprogramm wie Angst, Entsetzen, Wut usw. ausgeliefert ist.

Dieses Halten der Stirnpunkte – in der kinesiologischen Fachsprache ESR (Emotional Stress Release) genannt – muss Margaret nun täglich zu Hause wiederholen, um die Neubahnung auf das Ziel „Ich bin wohl und sicher" zu festigen.

Beim nächsten Besuch werden die Frühängste, die seit ihrer Kindheit Begleiter von Margaret sind, behandelt. Um diese frühkindlichen Prägungen aufzudecken und zu lösen, wird mit dem Muskeltest gefragt, ob im Hinblick auf das heutige Thema eine Altersregression nötig ist. Diese Frage wird vom Körper bejaht. Der Muskeltest gibt unterschiedliche Zeiten aus der frühen Kindheit an, in denen erstmals bestimmte Erlebnisse eine Kodierung im Gehirn bewirkten. Nach dieser Kodierung läuft dann bei ähnlichen oder vermeintlich ähnlichen Ereignissen immer dasselbe Reaktionsmuster ab.

Im Lauf der Zeit vermögen immer geringfügigere Ereignisse eine immer stärkere Reaktion auszulösen. Dieser Mechanismus kann auch bei allergischen Reaktionen beobachtet werden. Bei Margaret ist es heute bereits die bloße Angst davor, dass ihr übel werden könnte, die ausreicht, um Schwindel auszulösen.

Es ist nicht nötig zu wissen, was damals passiert ist

Bestimmte Bach-Blüten können zusammen mit dem Halten von Stirnpunkten dazu beitragen, diese Frühängste aufzulösen.

Bis zum nächsten Besuch nimmt Margaret weiter Bach-Blüten, hält selbst ihre Stirnpunkte und wiederholt: „Ich habe eine positive Einstellung." Beim Aussprechen dieses Satzes wurde der Muskel schwach, das heißt, also ist dieses Ziel stressbeladen und muss deshalb bearbeitet werden. Beim dritten und vierten Besuch stellt sich heraus, dass zu viel Energie auf dem Magenmeridian die Magenkrämpfe mitverursacht. Die Klientin wird angeleitet, einige Akupressur-Punkte zu halten, wenn sie den Beginn der Magenkrämpfe spürt. Ein weiteres Ziel, das sie zu Hause regelmäßig wiederholen soll, ist: „Ich stehe zu meinen Gefühlen und drücke sie aus" (statt sie in sich hineinzufressen). Dazu muss sie täglich einfache Überkreuzübungen durchführen. Diese bewirken, dass beide Hirnhälften für das neue Ziel aktiv werden. Beim fünften Besuch teilt Margaret strahlend mit, dass sie keinerlei Beschwerden mehr habe. Sogar die regelmäßigen Migräneanfälle seien verschwunden! (Die meisten erwähnten Techniken werden in den Kinesiologie-Grundkursen „Touch for Health 1–3" gelehrt.)

Amalgam + Elektrosmog = Depressionen

Zahnfüllungen aus Amalgam bestehen aus einer Legierung verschiedener Metalle. Diese stellen eine elektrische

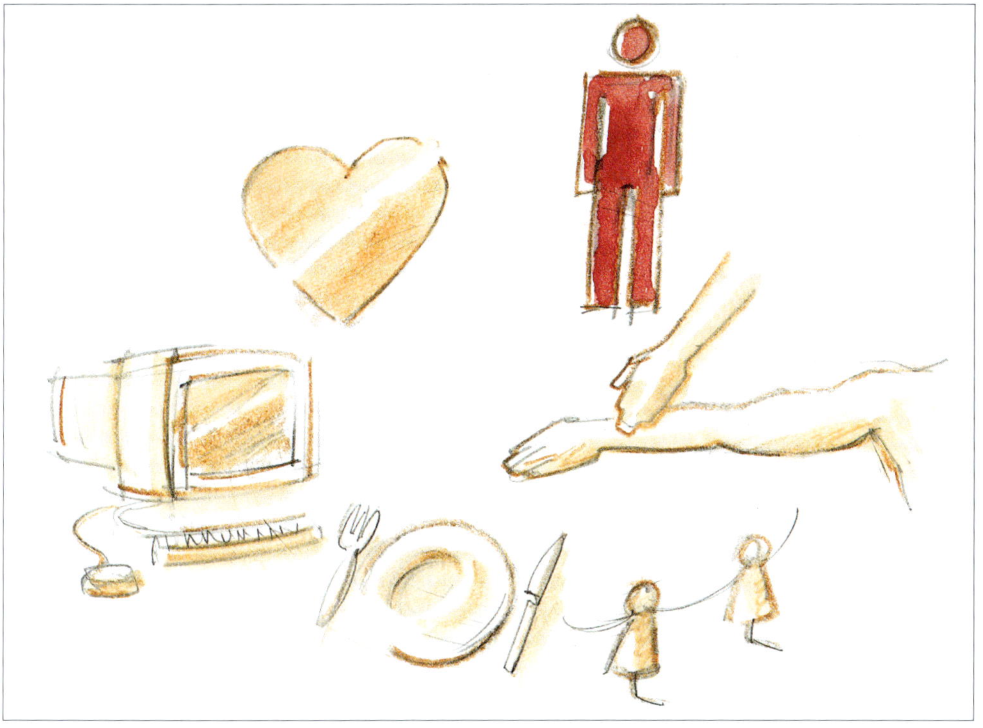

Belastung durch elektrische und elektronische Geräte (in der Abbildung symbolisiert durch Leitung und PC) stört den Energiehaushalt und verursacht neurologische und psychologische Symptome.

Verbindung zum Gehirn her, die Impulse von elektromagnetischen Feldern aus elektronischen Geräten zum Gehirn leiten. Dies kann u. a. zu Sehstörungen und anderen Begleiterscheinungen sowie zu Depressionen führen.

Seit einigen Jahren leide er unter Sehstörungen, berichtet der kräftig wirkende junge Mann, der zum Stamm der Sinti gehört, aber nicht genau weiß, wer sein Vater ist. Immer wieder sehe er bunte Flecken in den Augen, sehe Farben und Lichter, Umrisse um Gegenstände und Pflanzen. Dies verschlimmere sich, wenn ihn irgendetwas aufrege. Das Ganze verunsichere ihn zutiefst. Aus dem ursprünglich selbstbewussten, draufgängerischen jungen Mann, der zuerst an sich und seine Bedürfnisse dachte, ist ein grüblerischer Mensch geworden. Von Ängsten geplagt, kann er nachts nicht mehr schlafen und leidet so sehr unter Depressionen und mittlerweile auch unter der Ungewissheit, wer sein leiblicher Vater ist, dass er in regelmäßiger ärztlicher und psychiatrischer Behandlung ist. Jemand hat ihm von Kinesiologie erzählt. Da arbeite man mit Übungen, die Ängste abbauen und die Konzentration verbessern. So findet er den Weg in die Beratung.

Muskeltest führt sicher durch lange Listen

Die Kinesiologie arbeitet auf der Informations- bzw. der Energieebene. Dadurch kann man sich die Zuverlässigkeit der Hinweise durch den Muskeltest beim Durchtesten von Listen erklären. Es muss wohl nicht betont werden, dass diese Art von Aufsuchen des Kernproblems und seiner Lösung unendlich viel schneller, kostengünstiger und effizienter ist als irgendeine andere diagnostische Methode! Richtig fragen ist die ganze Kunst, und je besser eine Kinesiologin/ein Kinesiologe ausgebildet ist, desto präziser kann gefragt werden.

Zurück zu dem jungen Mann: Die neutrale Befragung durch den Muskeltest nach den kinesiologischen Programmen von Léon Susswein und Jimmy Scott, die beide den Themen „Geopathischer Stress", „Störungen durch Elektrosmog" und „Störungen durch Amalgam" viel Platz einräumen, führt über die unvermeidlichen Selbstwertprobleme zu folgenden Rubriken und Themen:

- Belastung durch Umwelteinflüsse
- Belastung durch Strahlung
- Allergische Reaktionen auf Zahnfüllungen mit Amalgam

Bei der präzisen Befragung stellt sich heraus, dass der Klient nicht in einem gewöhnlichen Haus „wie Sesshafte" wohnt, sondern in einem „metallenen" Wohnwagen. Die Einrichtung besteht zu einem großen Teil aus Segnungen der modernen Technik: TV-Gerät, Stereoanlage mit großen Lautsprechern, Computer und Computerspielen, tragbarem Telefon, elektrischem Radiowecker usw. Alle diese Geräte produzieren elektromagnetische Felder, die Resonanz finden können. Die große Anzahl solcher Geräte mit ihrer Strahlung in einem metallenen Wohnwagen bedeutet, dass der Wohnwagen zum so genannten Faraday-Käfig wird und die elektrische Strahlung nicht entweichen kann. Diese potenzierte Strahlung findet Resonanz in den Amalgam-Zahnfüllungen, die der Klient hat. So gibt es eine starke Strahlung, die direkt auf das Gehirn einwirkt. Die Frage, welchen Anteil dieser Effekt an den Sehstörungen und anderen Beschwerden hat, beantwortet der Körper mit einer Zahl von immerhin 70 %.

Kinesiologie vermeidet Radikallösungen

Der junge Mann will zwar nicht umziehen, ist aber bereit, für einige Wochen sämtliche Geräte aus dem Wohnwagen zu verbannen.

Nach einigen Wochen fühlt er sich besser, hat weniger gesundheitliche Beeinträchtigungen und lernt gleichzeitig eine andere Lebensweise kennen – ohne pausenloses Fernsehen, Computer und Computerspiele. Er entdeckt seine Liebe zu einem Musikinstrument, geht wieder mehr unter Leute und hat vor, seine Lebenssituation generell aus eigener Kraft zu verbessern.

Negative Energien

Negative Energien stören den Klienten allnächtlich. Befreiung von diesen Energien und das „Schließen“ des Energiefeldes allein genügen jedoch nicht, wenn beides nicht von einer Verhaltensänderung begleitet wird. Es handelt sich um psychohygienische Maßnahmen vor dem Schlafengehen.

Seit dem Alter von 13 Jahren wird der nun 22-jährige Automechaniker Maurizio von Alpträumen geplagt. Jede Nacht zuckt und schreit er, wird in grausigen Landschaften von Monstern verfolgt, hört Stimmen, fühlt Menschen unter seinem Bett. Seit einiger Zeit ist es ganz extrem, immer kurz nach dem Einschlafen. Während eines Ferienaufenthalts in den USA und in der Militärausbildung sei es leicht besser gewesen. Ansonsten ist Maurizio ein völlig normaler junger Mann, der sich für Autos und Fußball interessiert. Er hat Freude an seinem Beruf und lebt seit einigen Jahren glücklich mit seiner Freundin zusammen. Obwohl er nicht gerade viel von Energien oder energetischen Heilmethoden hält, ließ er sich zu einer Beratung überreden. Die Frage, ob er an Schutzengel glaube, beantwortet er abschlägig.

Der Muskeltest wird zunächst erklärt und wie man daraus auf eine kinsesiologische Methode schließt, um die Energien wieder ins Gleichgewicht zu bringen. Der Test führt zunächst zum kinesiologischen Programm PKP oder PHP – Professional Health Practioner, das von den neuseeländischen Ärzten Bruce und Joan Dewe entwickelt wurde. Dieses umfangreiche Programm enthält viele chiropraktische, kinesiologische, psychologische, physiotherapeutische, energetische und spirituelle Techniken, auch solche zur Verhaltensänderung sowie Anwendungen zur Ablösung der jeweiligen Stressthemen. Auch das Beten wird für einige Probleme empfohlen. Da aber nicht alle Klienten ein unbefangenes Verhältnis zum Gebet und zu Gott haben, wird dieser heikle Punkt umgangen. Mit Menschen, die der Kirche fern stehen, spricht man stattdessen von kosmischen oder spirituellen Kräften.

Bruce und Joan Dewe lehren in ihrem Professional-Health-Practioner-Programm einige Techniken zum geistig-spirituellen Schutz oder zur Befreiung von negativen Energien. Ihre Grundlagen stammen – wie die Kinesiologie – aus den unterschiedlichsten Kulturkreisen, in denen die Existenz nicht nur wohlmeinender geistiger Kräfte als Realität akzeptiert wird.

Weitaus mehr Menschen leiden unter solchen negativen Energien, als man gewöhnlich annimmt. Die Betroffenen wagen es nicht, darüber zu sprechen, da sie befürchten, man würde sie für verrückt halten und in psychiatrische Behandlung zwingen. So behalten sie ihr Geheimnis über ihre unerwünschten Plagegeister lieber für sich. Immer wieder kommen Menschen, die darunter leiden, aber noch nie jemandem davon erzählt haben, zu Kinesiologen. Wenn sich während der kine-

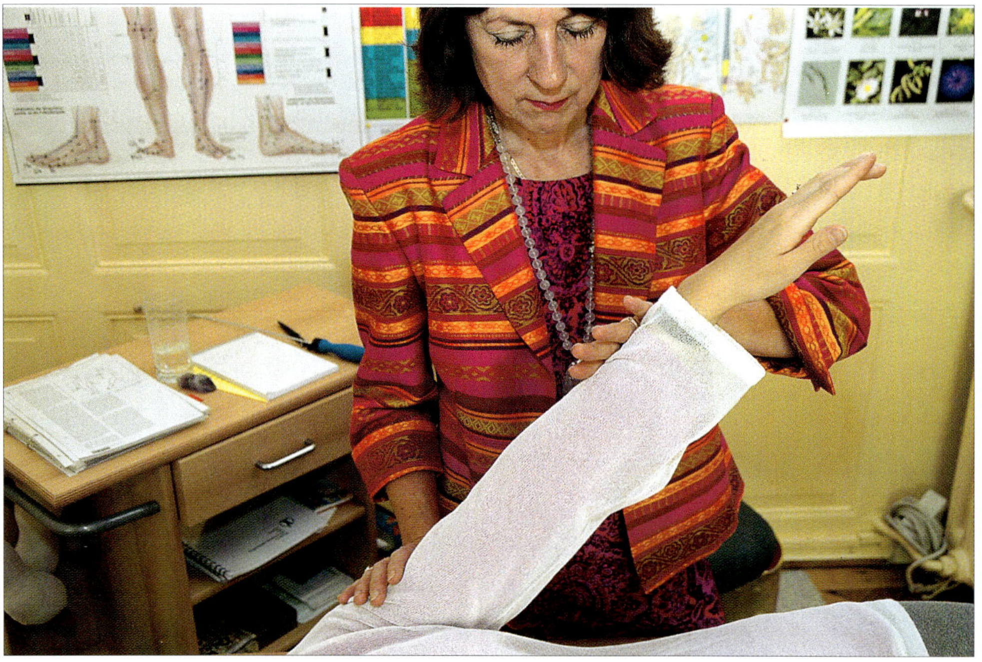

Der Muskeltest führt sicher durch Listen und kinesiologische Programme und gibt an, welche Technik zum besseren Schutz angewendet werden soll.

siologischen Untersuchung herausstellt, dass dies der Grund für ihre Beschwerden ist, sind sie meistens sehr froh, dass sie sich endlich jemandem anvertrauen können! Die kinesiologische Suche dringt wie erwähnt ins Programm PHP, dort zur Rubrik „spirituelle Korrektur" und ganz präzise zu „Befreiung von negativer spiritueller Kraft". Wenn der neutrale Muskeltest ohne vorgefasste Meinung durchgeführt wird, wird die Körperweisheit des Klienten führen. Auch die Frage nach der begleitenden Emotion führt auf dem Dickdarm-Meridian passenderweise zu „Befreiung". (Emotionen, die mit dem Dickdarm verbunden sind, haben mit den körperlichen Funktionen des Meridians zu tun, also mit Loslassen von Unnützem und mit Befreiung.)

Der Klient gehört, wie bereits erwähnt, zu den Menschen, die man mit der Erwähnung von Schutzengeln oder von Gott eher abschrecken würde. Ohne deshalb darüber zu sprechen, beginnt die kinesiologische Arbeit. Es geht darum, Maurizio von den negativen Energien, die ihn beherrschen, zu befreien. Wie diese Energien dort hingekommen und welcher Natur sie sind, interessiert in diesem Zusammenhang weniger als die Frage, wie man

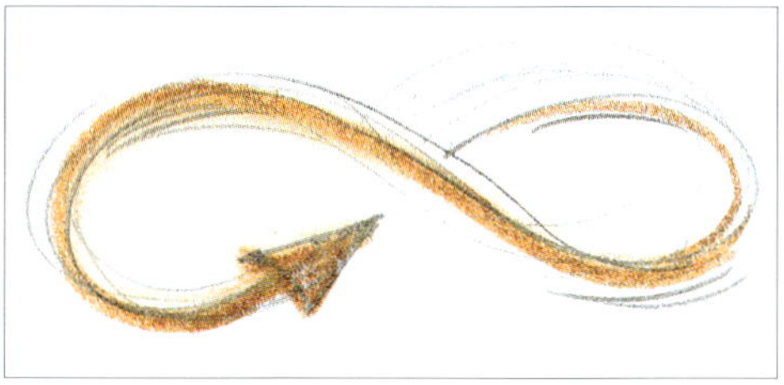

Die „Tibetische Acht", auch als Liegende Acht bezeichnet und über den ganzen Körper gefahren, verstärkt den Schutz des Energiesystems.

sie auf Dauer loswerden kann. Durch die mentale Verbindung mit geistigen Helfern, versucht der Kinesiologe, dem Klienten zu helfen, indem er beginnt, negative Energien abzuziehen und ganz von Maurizios Körper und seinem Energiefeld zu entfernen. Da auch geistige Umweltverschmutzung Müll ist, übergibt er die „Abfälle der Erde zum Kompostieren", also zur Umwandlung in bessere Energie.

Ich handhabe dies so, dass ich der negativen spirituellen Energie erkläre, dass sie hier am falschen Ort sei, dass es einen viel geeigneteren Ort gebe für sie.

Ich rufe sie an, sich zum Licht hin zu bewegen. Gleichzeitig bitte ich meine und Maurizios geistige Helfer, bei der „Operation" behilflich zu sein und mich bei der Arbeit mit ganzer Kraft zu unterstützen.

Hilfe durch energetische und mentale Schutztechniken

Nach der Anwendung wird das Energiefeld von Maurizio geschlossen. Mithilfe einer einfachen Technik aus dem Touch-for-Health-Programm „Tibetische Acht" wird über dem ganzen Körper, vorn, hinten, unter den Füssen, über dem Kopf, die Figur einer liegenden Acht gefahren.

Maurizio spürt dabei sehr viel Wärme. Zum Festigen werden anschließend für längere Zeit fünf Akupunktur-Punkte gehalten.

Die ganze Anwendung erfolgt mehr oder weniger wortlos, um den jungen Mann nicht mit geistigen Dingen zu belasten, von denen er eigentlich nichts wissen will.

Dennoch wird er mit dem klaren Ratschlag entlassen, dass geistige Hygiene vor dem Schlafengehen für ihn ein Muss ist (etwa das Lesen von erbauender Literatur, Betrachten schöner Bilder usw.) und dass aufregende Fernsehsendungen vor der Nachtruhe Gift für ihn sind.

Der abschließende Muskeltest sagt aus, dass ein weiterer Besuch von Maurizio nicht erforderlich ist.

Etwa ein Jahr später sucht Maurizio nochmals Beratung. Die Techniken hatten für sehr lange Zeit gewirkt, nun schleichen sich aber doch ab und zu böse Träume ein, allerdings nicht mehr so furchterregend wie früher. Sie haben jetzt mehr „menschliche" Züge, und die Kulisse der Träume ist irdischer als früher.

Maurizio hat nun selbst erkannt, wie wichtig die richtige Vorbereitung vor dem Schlafengehen für ihn ist. Dieses Mal ist die Anwendung weniger intensiv, da der Rückfall nicht so extrem ausfällt und Maurizio seinerseits viel dazugelernt hat.

Schlafstörungen

Jahrzehntelange Schlafstörungen eines Klienten wurden durch eine emotional traumatische Zeit, die viele Jahre zurückliegt, hervorgerufen. Dieser Ein-Druck ist energetisch immer noch aktiv: Seither besteht eine Störung in der Schlafsteuerung durch den Hypothalamus.

Georg, ein sensibler Personalberater, leidet seit Jahren unter Schlafstörungen. Einschlafen will ihm nicht gelingen, Durchschlafen erst recht nicht, morgens wälzt er sich vergeblich im Bett, sodass er schließlich schon um sechs Uhr früh im Büro ist und mit der Arbeit beginnt, solange alles noch ruhig ist und keine Störungen durch Anrufe und Besuche zu erwarten sind. Dies wirkt sich natürlich recht günstig auf den beruflichen Erfolg und das Bankkonto aus.

Georg kann stolz auf viele Jahre erfolgreicher und fruchtbarer Arbeit zurückblicken. Andererseits fordern die andauernden Schlafstörungen auch ihren gesundheitlichen Preis: Schon kleinere Unregelmäßigkeiten führen dazu, dass die Grenzen zwischen fein, feinsinnig, filigran und zerbrechlich sich verwischen.

Alte Emotionen bewirken Fehlsteuerung des Hypothalamus

Kinesiologisch führt der Muskeltest zu einer „hypothalamischen Neueinstellung" aus dem Programm „Professional Kinesiology Practioner" von Bruce und Joan Dewe – einer sehr grundlegenden Korrektur. Der Hypothalamus ist quasi der „Hauptschalter" des Körpers und reguliert die Funktionen des autonomen Nervensystems, das wiederum die Regulation von Herzrythmus, Stoffwechsel und vieler Drüsenfunktionen steuert. Der Hypothalamus bestimmt außerdem Verhalten und Gedächtnis, ist auch Hauptsitz von Aggression und Wut, reguliert Körpertemperatur, Hunger, Durst und eben auch den lebenswichtigen Schlaf-Wachrythmus.

Beim kinesiologischen Abfragen nach der dazugehörigen Emotion kommt noch immer unverarbeitete jahrzehntealte – verständliche und berechtigte – Wut auf die frühere Ehefrau an die Oberfläche.

Zwar hat Georg die Ehe schon längst ad acta gelegt, denn immerhin sind es gut 20 Jahre her, und er ist froh, nichts mehr mit seiner Exfrau zu tun haben zu müssen. Dennoch ist im Energiefeld, das zweifelsohne auch durch den Hypothalamus gesteuert wird, nach wie vor die Narbe oder der „Ein-Druck" der damaligen Verletzung zu finden. Energetisch wird deshalb der immer noch nicht verheilten Wunde Heilenergie zugeführt.

Schon das Ansprechen und Bewusstmachen solcher Zusammenhänge ist ein sehr wichtiger Schritt zur Besserung. Unterstützt wird der Prozess durch einige Bach-Blüten-Essenzen (Nr. 36: Selbstfindung/Neuanfang bei Sinn- und Lebenskrise; Nr. 17: Hainbuche: Überforderung, Perfektionszwang, Erfolgswille). Der Klient wird

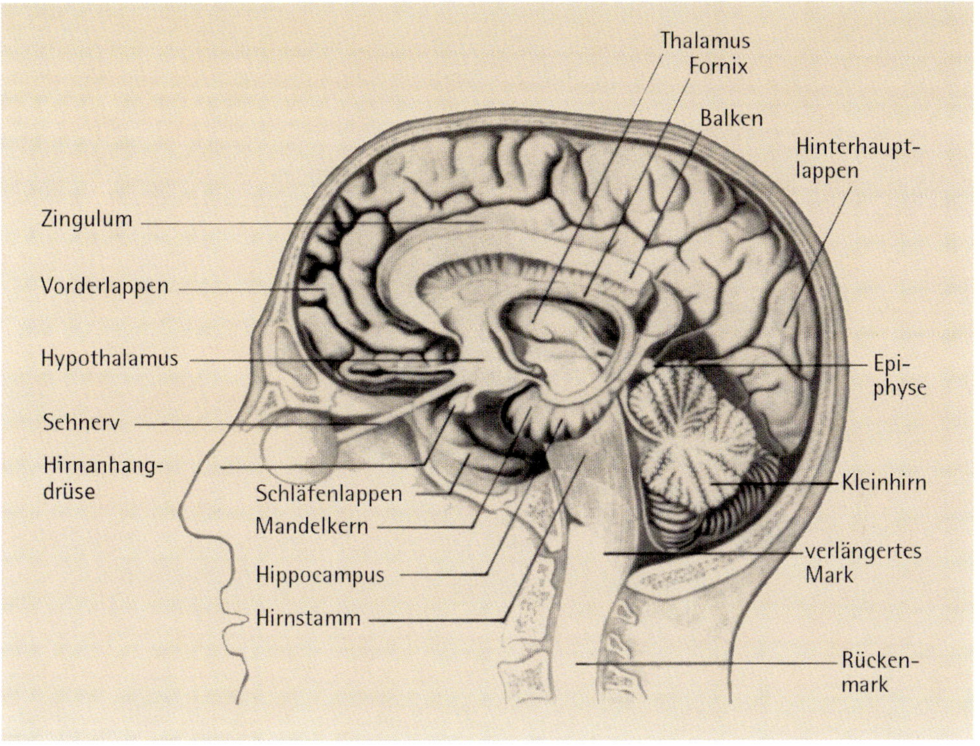

Der Hypothalamus ist quasi der „Hauptschalter" des Körpers und reguliert die Funktionen des autonomen Nervensystems, das seinerseits Herzrhythmus, Stoffwechsel und viele Drüsenfunktionen steuert.

auf den Zeitpunkt der Schlafstörungen balanciert mit dem Ziel: „Ich schlafe tief und gut um ... 22.00 Uhr, 23.00 Uhr usw."

Der Muskeltest wird anzeigen, wo die kritische Zeit liegt, und wird auch ergeben, wie die Störung behoben werden kann.

Die ersten beiden Anwendungen haben allerdings noch nicht zur Behebung der jahrzehntelangen Schlafstörungen geführt. Sie waren aber der Anstoß für Georg, sich tiefergehend mit den immer noch unverheilten Wunden zu befassen.

Nach einem weiteren Jahr intensiver Arbeit an sich selbst kann Georg die Schlafmittel endlich absetzen, er kann ohne Medikamente einschlafen und sein tiefer liegendes geistiges und spirituelles Potenzial weiterentwickeln.

Serviceteil

Glossar

Praktische Aspekte und nützliche Adressen in Deutschland, Österreich und der Schweiz

Weiterführende Literatur

Register

Glossar

A

Ablösen: Stressverminderung oder -auflösung durch Massieren, Klopfen oder Halten von Punkten am Körper, Ansprechen der Hauptthemen und -ursachen eines Problems.
Abgeschaltet: Ein Muskel, der beim Testen nicht hält, eine negative Reaktion des Körpers.
Absicht: „Die Energie folgt der Absicht" (Energy follows intent) ist ein Grundprinzip energetischer Arbeit. Das heißt, wenn der Kinesiologe seine Absicht darauf lenkt, einen bestimmten Punkt zu stimulieren, wird die Energie diesen Punkt erreichen, auch aus größerer Entfernung. Bei der Absicht an einem Thema zu arbeiten, erfolgt der Effekt der Übungen, der Energiearbeit in Bezug auf das Thema.
Affirmationen: Zielsätze, mit denen während einer kinesiologischen Stunde gearbeitet wird. Sie ergeben sich aus der „Übersetzung", der Beschreibung eines negativen Zustandes in dessen Umkehrung, also in ein positives Ziel. Diese Zielsätze sollen kurz, prägnant wie ein Werbespruch und weder zu genau-einschränkend noch zu allgemein-diffus sein. Zur Veranschaulichung habe ich ein Affirmationsprogramm nach John Diamond auf neben stehender Seite zusammengestellt. Betrachten Sie es als kleines Meditationsprogramm, das Sie am besten liegend und völlig entspannt durchführen. Stellen Sie sich dabei vor, dass Ihre Energie ausgewogen, ebenmäßig und wohltuend durch alle Ihre Organe fließt, wie sie in der rechten Spalte bezeichnet sind, und dass diese Organe ganzheitlich zu Ihrem Wohlbefinden und zu Ihrer Gesundheit harmonisch zusammenwirken. Schon den alten Griechen war bekannt, dass die Thymusdrüse die Lebensenergie steuert. Das griechische Wort „thymos" bedeutet nichts anderes als Lebensenergie. Es ist daher gut, das Affirmationsprogramm in Bezug auf die Thymusdrüse zu beginnen und abzuschließen, denn die Thymusdrüse ist eine tragfähige Brücke zwischen Körper und Geist. Der Wille, gesund zu sein und sich wohl zu fühlen, wird daher maßgeblich durch die Thymusdrüse gestärkt.
Akupressur: Das Massieren bestimmter Akupunkte, um bestimmte Befindlichkeitsstörungen oder Krankheiten zu bessern.
Akupunkte: Punkte auf den Meridinanen. Das Halten dieser Punkte gleicht den Energiefluss in diesem Meridian oder auch im ganzen Körper aus.
Allergie: In der Kinesiologie versteht man darunter sowohl Intoleranzen, Unverträglichkeiten als auch alle möglichen leicht negativen Reaktionen des Körpers bis zu Allergien im medizinischen Sinn.
Altersregression: Ab und zu gibt der Körper auf Anfrage mit dem Muskeltest bekannt, dass im Zusammenhang mit dem bearbeiteten Thema noch ein energetisches Ungleichgewicht aus einem früheren Alter besteht. meist sind dies frühkindliche oder einfach

Das tägliche Affirmationsprogramm

Ich liebe. Ich glaube. Ich vertraue. Ich bin dankbar. Ich bin mutig.	Thymusdrüse
Ich bin demütig. Ich bin tolerant. Ich bin bescheiden.	Lunge
Ich bin glücklich Ich habe Glück. Ich bin fröhlich.	Leber
Ich wende mich anderen voller Liebe zu.	Gallenblase
Ich glaube an und vertraue auf meine Zukunft. Ich bin sicher.	Milz-Pankreas
Meine sexuellen Energien sind ausgewogen.	Niere
Ich bin von Grund auf rein und gut. Ich bin es wert, geliebt zu werden.	Dickdarm
Ich lasse die Vergangenheit los. Ich bin großzügig. Ich bin entspannt.	Kreislauf-Sexus
Mein Herz ist voller Vergebung.	Herz
Ich bin zufrieden. Ich bin ruhig.	Magen
Ich bin hoffnungsfroh. Ich bin leicht und beschwingt.	Schilddrüse
Ich bin voller Freude. Ich hüpfe vor Freude.	Dünndarm
Ich bin ausgeglichen. Ich bin friedlich.	Blase
Ich liebe. Ich glaube. Ich vertraue. Ich bin dankbar. Ich bin mutig.	Thymusdrüse

Schließen Sie ab mit: Meine Lebensenergie ist hoch. Ich bin voller Vertrauen, Mut und Dankbarkeit.

frühere ähnliche Erlebnisse, die damals eine negative Stress- oder traumatische Reaktion bewirkten. Seither antwortet der Körper jedes Mal mit der gleichen Stressreaktion, wenn sich eine ähnliche Situation präsentiert. Zum Beispiel kann eine Arbeitskollegin an eine Lehrerin aus der Grundschule erinnern, mit der man unangenehme Erlebnisse hatte. Seither besteht im Gehirn eine „Kodierung", die die Stressreaktion auslöst. So kann man sich bezüglich dieser Arbeitskollegin unangemessen negativ verhalten, was seinerseits zu Problemen mit dieser Kollegin führen kann. Ein anderes Beispiel: Ein Gefühl der Eifersucht stellte sich erstmals mit der Ankunft des kleinen Bruders im Alter von zwei Jahren ein. Im heutigen Leben kann ein Erlebnis in einer Partnerschaft dieselbe Reaktion aktivieren. In der Kinesiologie gehen wir mit dem Muskeltest rückwärts, beginnend bei der Zeugung. Bei jedem Alter, das durch einen abgeschalteten Muskeltest angegeben wird, wird ein Stressabbau durchgeführt, meistens genügt das Halten von Stirnpunkten. Es ist möglich, dass Klienten sich dann an die entsprechenden Ereignisse erinnern, aber das muss nicht sein. Energetisch wird der Stress in Bezug auf das heute behandelte Thema auf jeden Fall aufgelöst. In der Kinesiologie gibt es keine Analyse und man hält sich nicht länger als nötig in der Vergangenheit auf. Es ist nicht nur unnötig, sondern es wäre schädlich, herausfinden zu wollen, wer woran die „Schuld" trug oder trägt. Schuldzuweisungen bewirken, dass man länger als nötig in der Vergangenheit und am Negativen verbleibt. Dies verhindert ein Loslassen und Vorwärtsgehen.

Amalgam: Zahnfüllungsmaterial, bestehend aus verschiedenen Metallen, unter anderem Quecksilber. Bei vielen Menschen strahlt das Quecksilber aus Zahnfüllungen in den Körper aus und kann dort Beschwerden aller Art verursachen. Die Legierung verschiedener Metalle kann auch die elektrische Strahlung von Computern, Handys, Telefonen, Weckern etc. verstärken, ins Gehirn leiten und so dem Körper schaden.

Angeschaltet: Ein Muskel, der beim Testen hält. Eine positive Reaktion des Körpers. Oder Hirnbereiche, die in Bezug auf ein Thema mitarbeiten, eben nicht ausgeschaltet sind.

Aroma-Essenzen, Aroma-Therapie: Die essenziellen Öle vieler Pflanzen werden für vielfältige Anwendungen gebraucht: Massageöl, Bäder, Tee, Inhalationen. Diese Öle haben medizinische und psychoaktive Wirkungen. Sie werden in der Kinesiologie als Hilfs- oder Begleitmittel eingesetzt, um eine Behandlung zu verstärken und Prozesse zu begleiten.

Augenrotationen: Da die Augen im Kopf und Gehirn „befestigt" sind, bringt Augenkreisen im Hinblick auf ein Ziel eine „Einschaltung" bisher mangelhaft mitarbeitender Gehirnbereiche.

Ausgeschaltet: Hirnbereiche oder Körperteile, die nicht mitarbeiten, die nicht mit einbezogen sind.

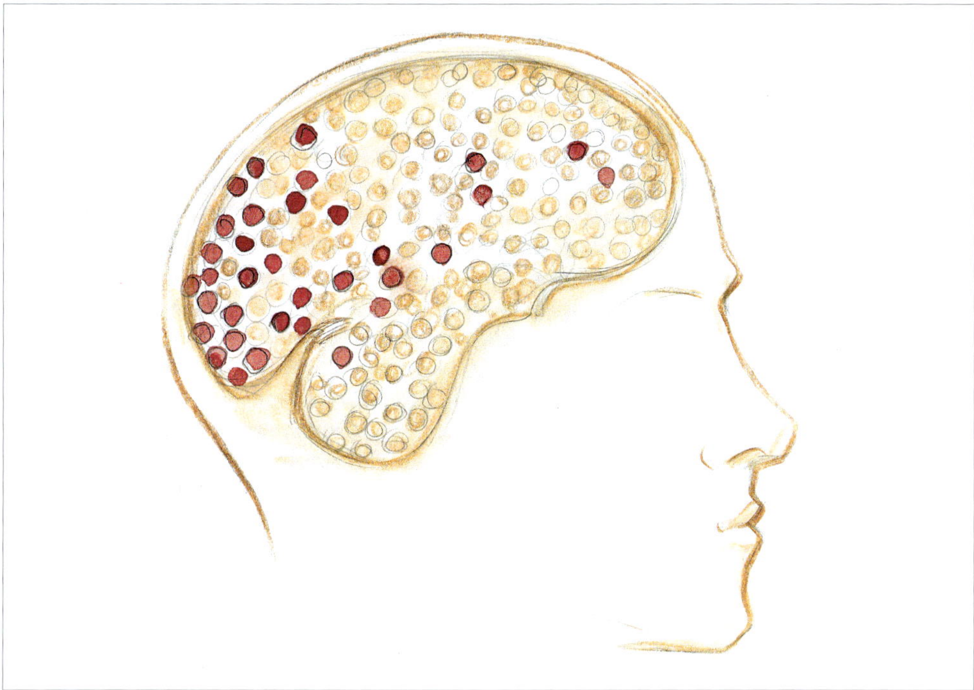

„Angeschaltet" heißt auch, dass alle Hirnbereiche im Zusammenhang mit dem gesetzten Ziel und den Übungen aktiviert werden. „Ausgeschaltet" heißt, dass nicht alle Hirnbereiche mitarbeiten.

B

Bach-Blüten: Vom englischen Arzt Edward Bach entwickelte Sonderform der Homöopathie. 38 Essenzen, gewonnen aus Blüten von Feld-, Wald- und Wiesenblumen und Bäumen. Diese haben auf der Informationsebene energetische Wirkungen. Sie werden zur besseren Erreichung und Festigung eines Ziels sowie zur Unterstützung von seelischen Prozessen eingesetzt.

Bahnung, Neubahnung: Die von Paul E. Dennison entwickelte tiefenwirksamste „Neueinstellung" auf Gehirnebene. Eine Serie von Überkreuz- und Parallelübungen („Marschieren") bringt bisher „ausgeschaltete", d. h. vernachlässigte Gehirnbereiche zum Mitarbeiten. Dadurch können Lernfähigkeit, Konzentration und Leistung verbessert werden. Der Mensch ist dann „integriert". Beim Überkreuzen berührt man mit der rechten Hand bzw. dem rechten Arm das linke Bein oder Knie, anschließend führt man den linken Arm zum rechten Bein oder Knie. Das Überkreuzen wird 10–150mal ausgeführt; die Anzahl wird mit dem Muskeltest bestimmt, also durch den Klienten. Abgewechselt werden die Überkreuzübungen mit dem so genannten Marschieren, d. h. es bewegen sich Arm und Bein der gleichen Körperseite parallel. Nach

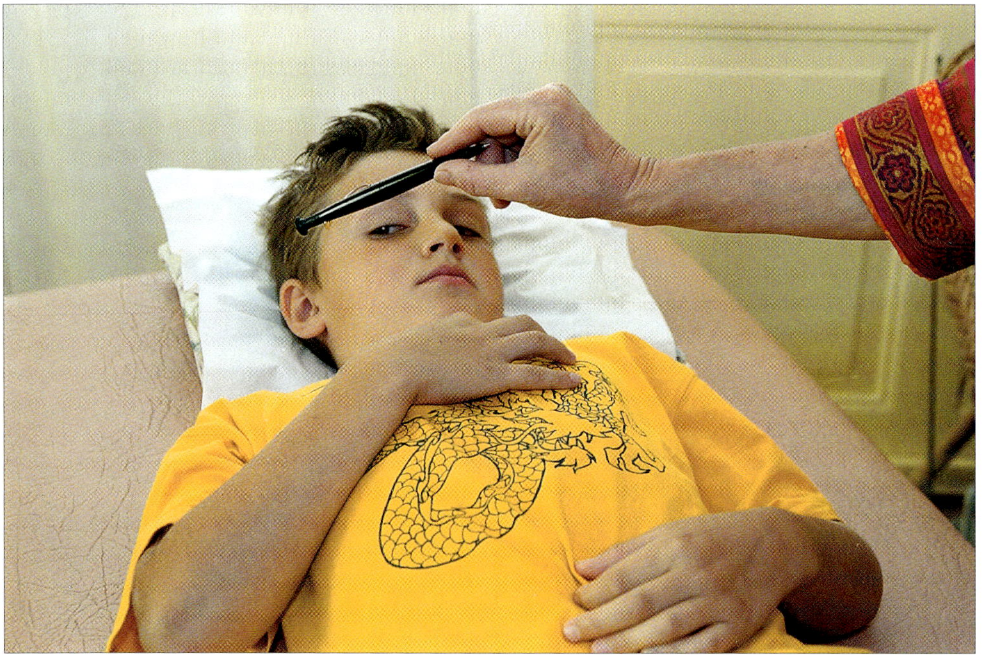

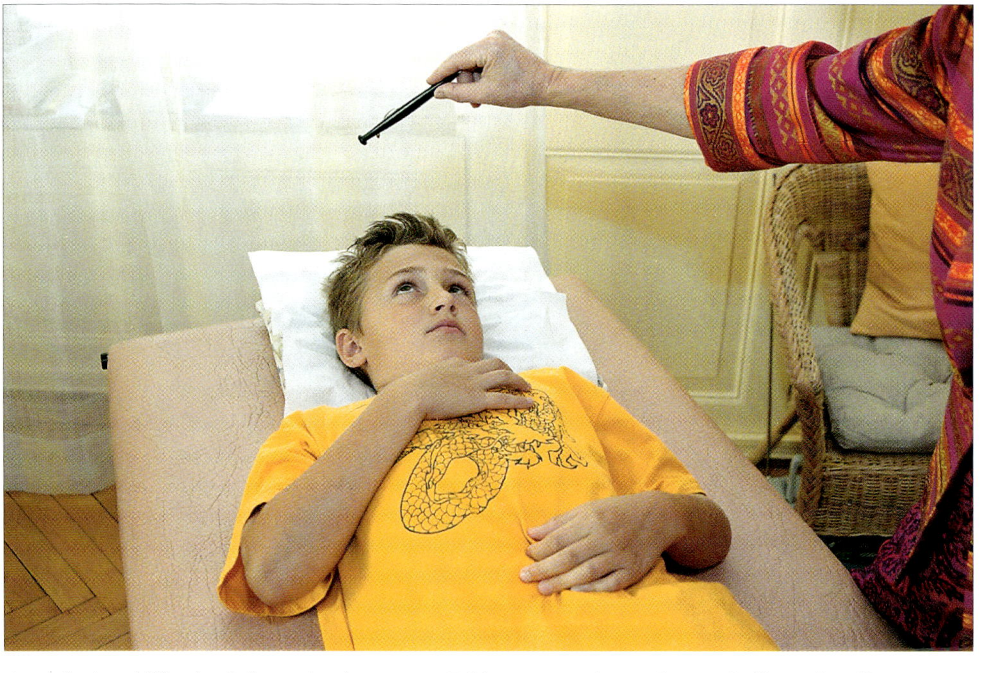

Augenkreisen hilft, eine Information im ganzen Gehirn zu verankern, also „mehrdimensional", ganzheitlich zu lernen.

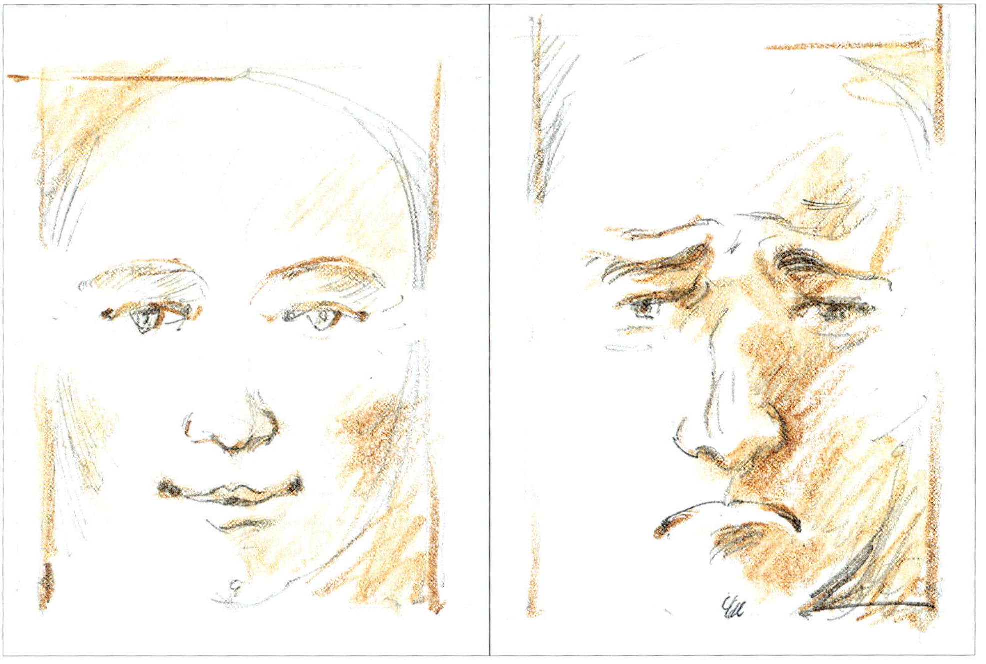

Freundliche Gesichter (Smiley) bewirken einen starken Muskeltest, unfreundliche Gesichter schwächen das Energiesystem und haben einen ausgeschalteten Muskeltest zur Folge. Auch negative Redewendungen bewirken einen ausgeschalteten Muskeltest.

einer bestimmten Reihe von Überkreuz- und Parallelübungen werden die Hände langsam zusammengebracht und gefaltet. Diese Geste symbolisiert, dass von jetzt an die bisher nicht kooperierenden Hirnbereiche zusammenarbeiten. Da körperliche Bewegungen Auswirkungen auf das Gehirn haben, zeigt eine Neubahnung immer einen positiven Effekt. Anschließend wird wieder wechselweise überkreuzt und marschiert, gleichzeitig bewegt man die Augen langsam im Kreis (Augenrotationen). Dies bewirkt eine Verankerung in allen Hirnbereichen. Eine Neubahnung wird meistens im Hinblick auf ein vorher vereinbartes Ziel durchgeführt.

Balancieren: Der kinesiologische Begriff für den Ausgleich von Energien auf Meridianen oder dem vegetativen Nervensystem. Zu viel Energie in einem Muskel, auf einem Meridian, einer Emotion bewirkt Überenergie, Verkrampfung, ein Zuviel; ein Zuwenig Energie bewirkt einen Mangel – also z. B: beim Magenmeridian Schwindel, Ängste, schwache Muskeln.

Begleitmittel: Hilfsmittel, die eingesetzt werden, um eine Korrektur tiefenwirksamer zu gestalten. Beispielsweise Farben, Musik, Schwingungsträger (damit sind Bach-Blüten, homöopathische Mittel, Stimmgabeln usw. gemeint).

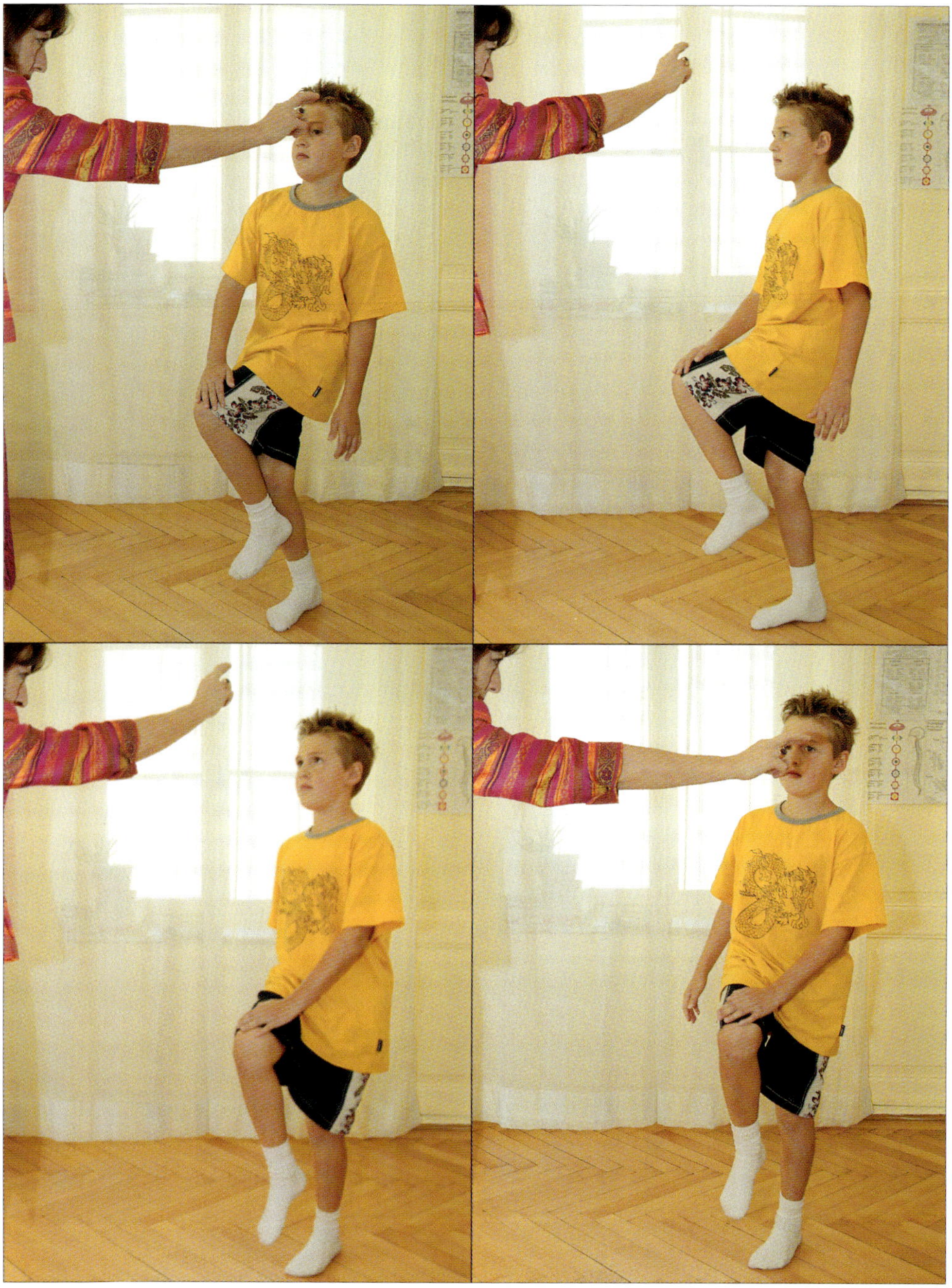

Neubahnung nach Dennison mit einer Serie von Überkreuz- und Marschierübungen, kombiniert mit Augenkreisen.

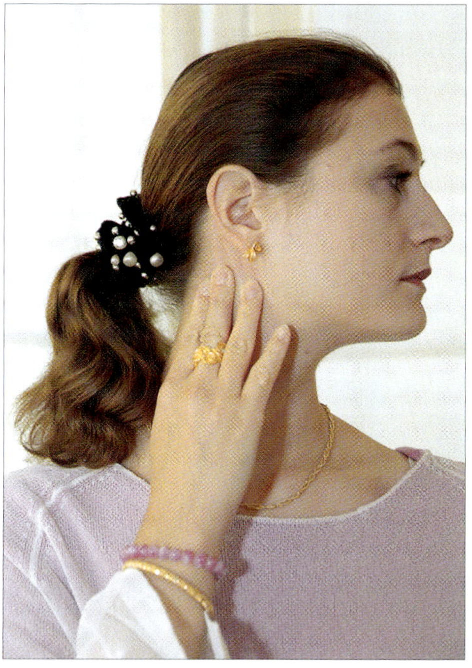

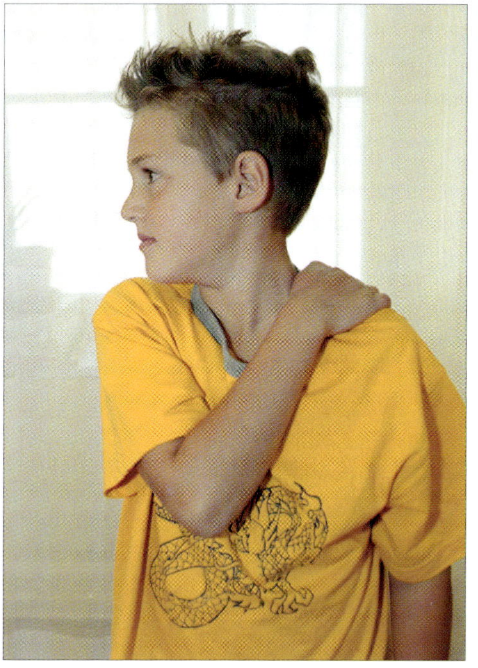

Die Brain-Gym-Übung „Gleichgewichtsknöpfe" (links) hilft entspannen und ist gleichzeitig die beste Vorbeugung gegen Kopfschmerzen und Migräne. Die Punkte müssen pro Seite drei bis fünf Minuten gehalten werden. Die Brain-Gym-Übung „Eule" (rechts) hilft, Informationen überkreuz im Körper zu verdrahten und zu zentrieren.

Bio-Computer: Unzulänglicher Begriff für den menschlichen Organismus, den Körper, sein Informations- und Intelligenzsystem. Das Gehirn ist nach wie vor jedem Computer haushoch überlegen.

Bio-Feedback: Feedback-Mechanismen in biologischen Systemen. Ein Beispiel ist die Temperaturregulation im Körper. Sinkt die Temperatur des Bluts unter den im Hypothalamus (siehe Grafik Seite 101) festgesetzten Wert von etwa 37 °C, sendet der Hypothalamus zum einen ein biothermisches Signal über die Hypophyse (Hirnanhangdrüse / Grafik Seite 101) zur Schilddrüse, die über die Ausscheidung von Schilddrüsenhormonen für eine erhöhte Wärmeerzeugung der Körperzellen sorgt; zum anderen ein elektrisches Signal über das autonome Nervensystem, das

- für eine erhöhte Muskelkontraktion (und damit für die Wärmeproduktion der Muskeln, das „Zittern") und
- für eine Kontraktion der Blutgefäße in der Haut sorgt, damit weniger Wärme verloren geht.

Brain-Gym = Edu-Kinesiologie: Etwa 30 Übungen, unterteilt in Energieübungen, Dehnungs- und Überkreuzübungen. Sie entstammen dem Yoga

oder Tai Chi. Sie haben moderne lustige Namen („die Eule“, „der Schwerkraftgleiter“, „die Fußpumpe“ usw.). Paul E. Dennison, der Begründer des Systems, ordnet jeder Übung bestimmte Fähigkeiten und Fertigkeiten zu. Die Übungen, regelmäßig auf ein Ziel hin ausgeführt, führen immer zu besserer Leistung, Konzentration und Gesundheit.
Burnout: Definiton eines durch zu viel Stress ausgebrannten oder ausbrennenden Organismus. Man unterscheidet mentale, körperliche und emotionale Burnout-Symptome.

C

Candida: Ein an sich harmloser Hefepilz, der in der Darmflora jedes Menschen vorkommt. Wenn aber bestimmte Faktoren seine Ausbreitung begünstigen, kann er sich rasch vermehren und eine Vielzahl von akuten und chronischen Symptomen hervorrufen, von Müdigkeit über Ausschläge zu Blähungen, Durchfall, Depressionen, Migräne, Fußpilz, Ausfluss und vieles andere mehr. Der Candida-Pilz kann im Labortest meist nicht festgestellt werden, da er außerhalb des Körpers nicht überlebt.
Chiropraktik: Chiropraktiker gehen davon aus, dass die Gesundheit zentral vom einwandfreien Funktionieren der Wirbelsäule, ihrer Statik, der von den einzelnen Wirbeln ausgehenden Bänder, Sehnen, Muskeln, Nerven und Funktionskreise abhängt.
Cross-Crawl: Der aus dem Amerikanischen übernommene Name für gymnastische Überkreuzübungen.

D

Dehnungsrezeptor: Rezeptor, der den Dehnungszustand eines Muskels registriert. Die Dehnungsrezeptoren vermitteln über sensible Nervenzellen Informationen über den aktuellen Zustand der Muskulatur an das Zentralnervensystem. Daher sind sie bedeutend für die Koordination von muskulären Aktivitäten.
Delta-Rhythmus: Langsamster Hirnrhythmus, der nur im Tiefschlaf erreicht wird.
Dendron: Der Teil einer Nervenzelle, der Nervenimpulse zum Zellkörper transportiert.
Diät: Bestimmtes Muster des Essverhaltens, definiert durch Qualität, Quantität und Häufigkeit der Nahrungsaufnahme.
Differentialdiagnose: Diagnostische Trennung unterschiedlicher Krankheitsbilder voneinander, die ähnliche Symptome aufweisen.
Distress: Negativer, als unangenehm empfundener Stress. Siehe dazu auch → Eustress.

E

Edu-Kinesiologie: Dasselbe wie Brain-Gym. Das von Paul Dennison entwickelte System von etwa 30 gymnastischen und Energieübungen zum

besseren Lernen, zu besserer Leistung und Konzentration.
EGS: Einschränkender Glaubenssatz.
Eingeschaltet: Siehe „angeschaltet“. Ein Muskeltest, der hält und damit auf Hirn- oder Körperbereiche deutet, die ansprechbar sind und mitarbeiten.
Elektromagnetische Punkte: Punkte auf dem Energiesystem des Körpers, die beim aktuellen Thema die größte elektromagnetische Aussendung haben. Siehe dazu auch Erläuterung „Resonanzpunkte“.
Energie: = Lebensenergie = Bioenergie = CHI = Prana = Od. Ist elektrisch. Von der Wissenschaft auch nicht genau definiert, aber allgemein bekannt und in der Kinesiologie verwendeter Begriff. Nach chinesischer Definition bedeutet Energie: „Die Kommunikation mit den im Kosmos immanenten Kräften.“
Energiefeld: Ein Ausdruck aus der Physik. Mit Magneten kann man den Begriff eines Energiefeldes anschaulich machen. In jedem Anfängerbuch über Physik werden die Gesetzmäßigkeiten genau erklärt. Energien von Menschen, Tieren, Pflanzen folgen auch diesen Gesetzen.
Energiefluss durch die fünf chinesischen Elemente, Emotionen: Das chinesische Modell der Einteilung aller Lebensprozesse in die fünf Elemente Feuer, Erde, Metall, Wasser, Holz. Nach diesem Modell ist Gesundheit gleichbedeutend mit Fließen, Krankheit gleichbedeutend mit Blockade. Die Energie fließt folgendermaßen: Holz stärkt Feuer, indem es brennt, also nährt, Feuer stärkt Erde, indem es durch Asche düngt, Erde stärkt Metall, indem es Mineralien entstehen lässt, Metall stärkt Wasser durch Anreicherung, Wasser stärkt Holz, Pflanzen nehmen es wieder auf. Den Elementen zugeordnet sind auch die Emotionen. Diese müssen fließen können, damit ein Mensch gesund bleibt. Nach dieser Regel fließt die Energie von der Freude (Element Feuer, Meridiane Herz, Kreislauf-Sexus, 3-fach-Erwärmer, Dünndarm) zur Enttäuschung, man macht sich Sorgen über die Zukunft (Element Erde, Meridiane Magen und Milz-Pankreas). Dies kann Kummer (Element Metall, Lungen-

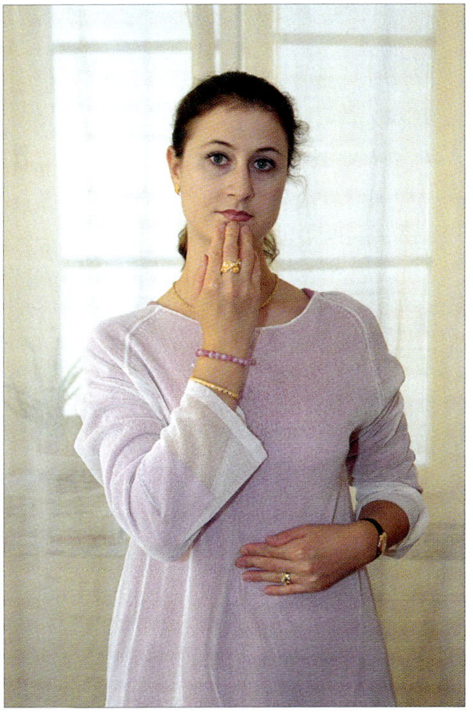

Die Brain-Gym-Übung „Erdknöpfe“ hilft, sich zu erden, da sie die Energie des Zentralmeridians aktiviert.

meridian) und Schuldgefühle (Dickdarmmeridian) verursachen. Diese Gefühle verursachen Angst (dem Element Wasser zugeordnet, die dazugehörigen Meridiane sind Niere und Blase). Große Angst ruft Wut auf den Plan. Wut positiv umgewandelt ist der beste Motor zur Aktivität, zur Planung und Organisation (Element Holz, Meridiane Gallenblase und Leber). Die gelungene Planung führt dann wiederum zur Freude (Element Feuer). Die positive Achse verläuft daher so: Freude (Feuer), Vertrauen in die Zukunft und Zufriedenheit (Erde), gutes Selbstwertgefühl, Befreiung, Kommunikation (Metall), Selbstbestimmung, Kreativität, Mut und Zuversicht (Wasser) und Entscheidungsfreudigkeit, Tatkraft, Planung und Organisation (Holz). Nach diesem Modell ist es entscheidend, allen Gefühlen den angemessenen Ausdruck zu geben, damit man im Fluss und gesund bleibt.

Energiefluss: Alles, was in einer kinesiologischen Stunde spürbar wird durch das Austesten mit dem Muskeltest. Kinesiologen können feststellen, ob die Energie blockiert ist oder überall fließt, was nicht gleichbedeutend mit einer medizinischen Diagnose ist. Am Schluss einer kinesiologischen Sitzung sollte die Energie des Klienten wie des Kinesiologen spürbar viel besser fließen als zu Beginn. Erfahrene Kinesiologen spüren dies auch ohne erneuten Muskeltest.

ESR = Emotional Stress Release (Emotionaler Stressabbau). Diese Methode bezieht sich auf das Halten der Stirnpunkte, während der Klient an ein emotional stressbeladenes Ereignis denkt. ESR kann für die Vergangenheit, die Gegenwart wie auch für die Zukunft ausgeführt werden. Eine sehr wichtige Technik. Während des Haltens der Stirnpunkte löst sich der Stress, die akute Aufregung. Unterstützend wirkt dabei, zuerst alle negativen Aspekte eines Themas dreimal zu durchdenken, sich dann dreimal alle Facetten der gewünschten positiven Lösung vorzustellen. Wenn man eine schwierige Situation (etwa Prüfung, Einstellungsgespräch) vor sich hat, kann man diese Stirnpunkte selbst halten, gleichzeitig die Situation genau durchdenken und sich das gewünschte Ergebnis vorstellen. Die Wirksamkeit der Technik gründet sich darauf, dass das Halten der Stirnpunkte die Energie, die im Stressmoment im Reptil- oder anderen Instinkt-Hinterhirnbereichen, die der Mensch mit Säugetieren gemeinsam hat, blockiert ist, wieder ins Vorderhirn bringt. Das Vorderhirn befähigt uns, alle unsere besten menschlichen Fähigkeiten einzusetzen, überlegt zu denken, zu handeln und zu reagieren.

E-Stoffe: Ergänzungsstoffe in Nahrungsmitteln, um diese haltbarer, schmackhafter oder schöner aussehen zu machen. Eine Liste dieser E-Stoffe kann von Umweltorganisationen (z. B. Greenpeace, Öko-Test-Magazin) bezogen werden. Teils sind die Stoffe unschädlich, wie z. B. Rote-Bete-Saft, um das Joghurt roter zu färben, teils sind es allergie- oder pseudoallergieauslösende Chemialien. Sie finden vor allem

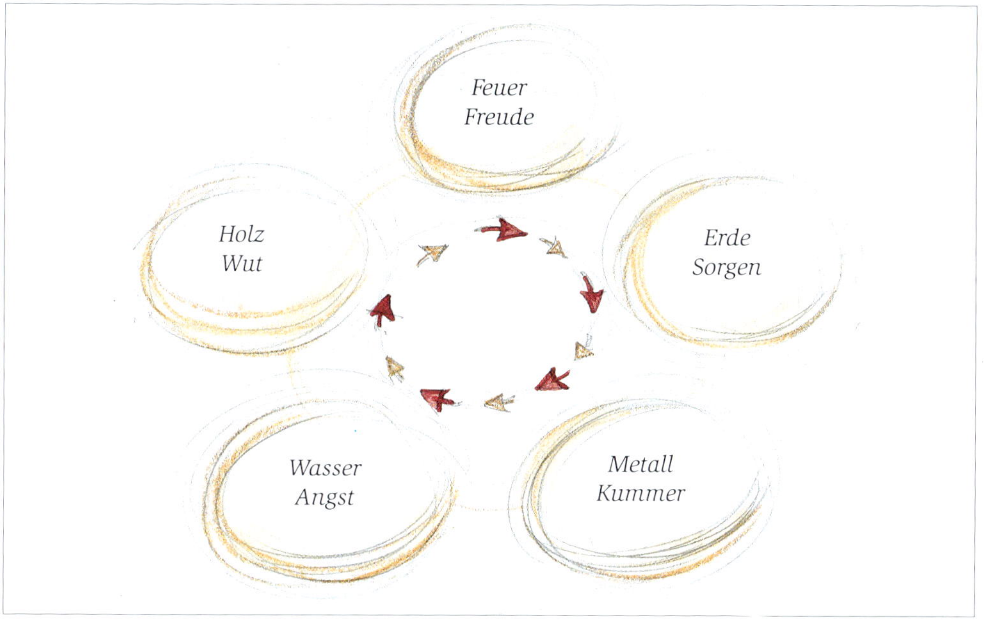

Der Energiefluss durch die fünf chinesischen Elemente: von den Sorgen zum Kummer, blockiert durch die Angst, befreit durch die Wut, führt letztendlich zur Freude.

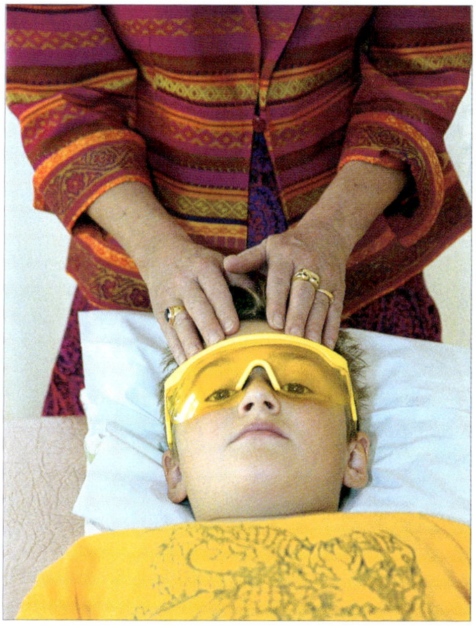

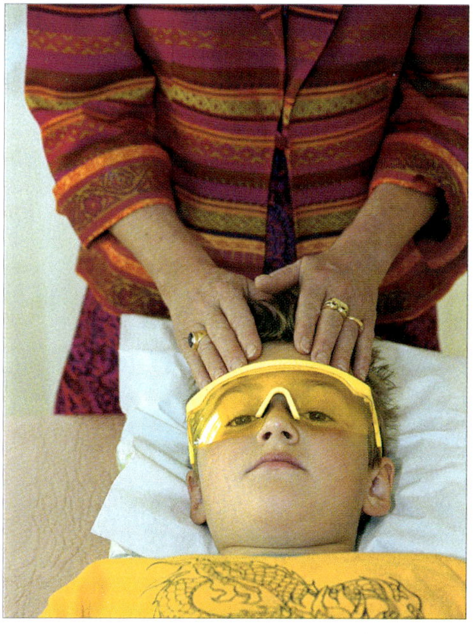

Das Halten der Stirnpunkte bewirkt Entspannung, gleichzeitiges Visualisieren, also mentales Durchspielen einer kommenden stressbeladenen Situation, zur besseren Vorbereitung auf ein Ereignis.

Anwendung in Fertigprodukten wie Lebensmitteln in Konserven, Gläsern, Tüten, Packungen und Würfeln. Solche Emulgatoren, Geliermittel, Aromastoffe, Farb- und Konservierungsstoffe sollten von Neurodermitikern und anderen Allergikern unbedingt gemieden werden.
Eustress: Positiv bzw. als angenehm empfundene Aspekte von Stress, z. B. im Rahmen von Situationen, die zu Empfindungen wie Erregung oder Glücksgefühl führen.

F

FBM: Farbbrillenmethode.
FGS: Frei machender Glaubenssatz.
Filterfunktion: Die Fähigkeit, selektiv Informationen aufzunehmen und zuzulassen. Gute Filterfunktion hat jemand, der in einem vollen Zug einen Krimi lesen oder am Computer arbeiten kann. Wenn die Filterfunktion gestört ist, sind Kinder leicht ablenkbar und unkonzentriert. Filtermechanismen, die dieser Funktion zugrunde liegen, können durch Kinesiologie wirksam gestärkt werden.
Fünf Elemente: Nach chinesischer Denkweise können alle Lebensphänomene den fünf Elementen Feuer, Erde, Metall, Wasser und Holz zugeordnet werden. Diese Elemente sind weiter unterteilt in Yin und Yang. Die fünf Funktionsbereiche, auf die Medizin bezogen, orientieren sich an den Meridianen. Im Element Feuer finden wir die Yang-Meridiane Dünndarm und 3-fach-Erwärmer, den Yin-Meridian – Milz-Pankreas, im Element Metall den Dickdarm- (Yang) und den Lungenmeridian (Yin), im Element Wasser den Blasen-Merdidan (Yang) und den Nierenmeridian (Yin), im Element Holz den Gallenblasen- (Yang) und den Yin-Meridian der Leber. Diese fünf Funktionsbereiche beinhalten die wesentlichen Einzelaussagen über den Menschen und sind die tragenden Säulen der chinesischen Medizin.
Fuzzy logic: Ein Ausdruck aus den Computerwissenschaften. Gemeint ist, dass Computer leistungsfähiger werden, sollen sie mit ungenauen Angaben doch zum richtigen Resultat kommen. Der Computer kann zwar viel schneller rechnen als das Gehirn, kann aber nicht viel anfangen mit ungenauen Angaben.

G

Gehirnwellenmuster: Gehirnströme, über ein Elektroenzephalogramm (EEG) gemessen, die insgesamt ein bestimmtes „Muster“ ergeben, das charakteristisch für bestimmte Erkrankungen oder Bewusstseinszustände sein kann.
Gehirnintegration: Entwickelt von Paul E. Dennison: die tiefenwirksamste Methode für besseres Lernen. Eine Folge von Überkreuz- und gleichzeitigen Marschierübungen. Siehe Bahnung, Neubahnung.
Glaubenssysteme: Positive und negative unbewusste und bewusste Haltungen,

die einen überragend großen Einfluss auf Gesundheit und Wohlbefinden haben. Dazu gehört auch der Glaube an die Therapie: Wenn man glaubt, dass sie schnell, leicht und effektiv sein kann, ist dies möglich, wenn man überzeugt ist, dass nur eine langwierige mühsame Therapie zum Erfolg führen kann, wird man nur darauf ansprechen.

Global-Kinesiologie: Die von Léon Susswein entwickelte Methode der Gesamtkinesiologie, die ihrerseits auf dem Werk von Jimmy Scott („Health Kinesiologie") beruht.

H

Herz-Hirnintegrationsübungen: So genannt von Steve Rochlitz, dem Begründer der HEBS-Kinesiologie. Steve Rochlitz, selbst höchst allergisch gegen alle möglichen Umweltstoffe, entdeckte, dass Überkreuzübungen mit dem Testmuskel des Herzmeridians, dem Subscapularis, viele Allergien und Candida reduzieren können.

Hilfs- oder Begleitmittel: Mittel, die eingesetzt werden, um eine kinesiologische Korrektur, Ablösung oder Neubahnung zu unterstützen. Zum Beispiel Essenzen (Homöopathie, Bach-Blüten), „Wellenträger" (= Farben, Stimmgabeln, Magnete) und vieles andere mehr.

Hirnhälften: Linke und rechte, vordere und hintere, obere und untere, dominante und nicht-dominante. Welche Eigenschaften, Fähigkeiten und Qualitäten sich wo genau befinden, ist nach wie vor Gegenstand intensiver Forschung. Wichtig ist, dass alle Hirnbereiche im Hinblick auf ein Thema optimal zusammenarbeiten. So kann mit wenig Aufwand und Energie „spielerisch" ein gutes Resultat erreicht werden.

Hirnintegration: Siehe Erläuterungen Seite 39 f.

Homeplay: Übungen, die zu Hause regelmäßig wiederholt werden müssen, um eine Neubahnung zu festigen.

Hypophyse: Hirnanhangdrüse. Unter ihr liegt der Gehirnteil, der auf biochemische Signale vom Hypothalamus reagiert und die Hormone produzierenden Drüsen im Körper anregt.

Hypothalamus: Bohnengroßer Gehirnteil. Zuständig u. a. für die Regulation des autonomen Nervensystems, der Hormonproduktion, der Temperatur.

I

Indikatormuskel: Ein Muskel, der getestet wird, um im Körper gespeicherte Informationen aufzurufen. Bei der gesuchten Information wird der Muskel – je nach vorher getroffener mentaler Abmachung – ab- oder eingeschaltet. Meistens benutzt man dazu den großen Deltamuskel (siehe Abb. Seite 119). Es kann jedoch auch jeder andere gut testbare Muskel verwendet werden.

Intoleranz: Nahrungsmittelunverträglichkeit, die sich unter anderem in unverhältnismäßiger Gewichtszunahme äußern kann, aber auch in Aufgeschwemmtheit, unreiner Haut, Kopf-

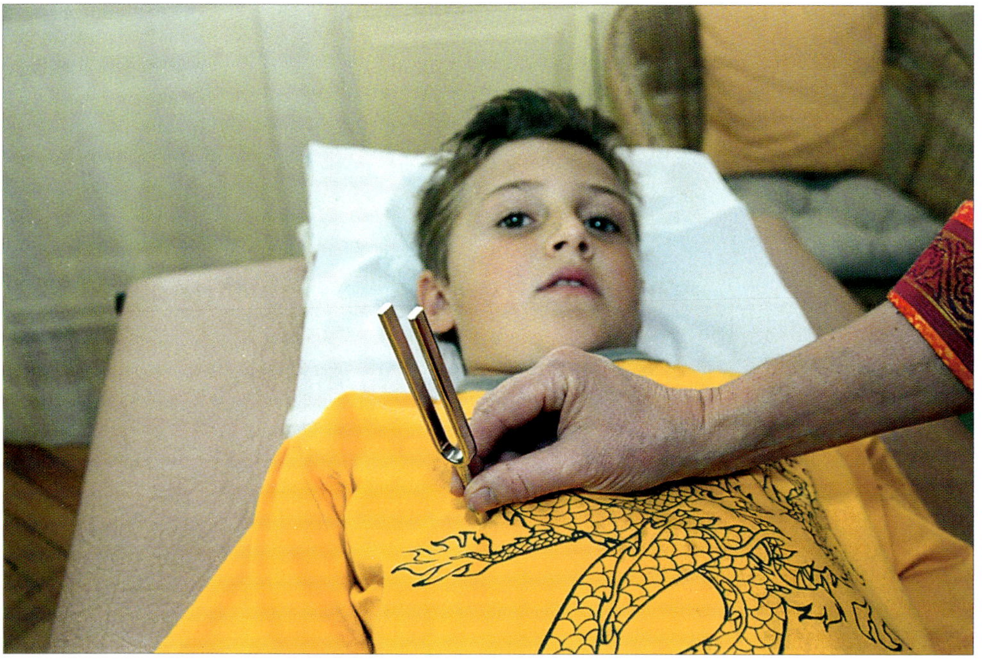

Stimmgabeln helfen, die Schwingungen im Energiesystem positiv zu ändern.

schmerzen, Verdauungsbeschwerden usw. Keine Allergie im schulmedizinischen Sinn.
Jetlag: Kann durch eine einfache kinesiologische Technik in Minutenschnelle behoben werden.

K

Kinästhetisch: Erfahrung, die über die Wahrnehmung des Gefühlssinns gemacht wird.
Kinesiologische Programme: Die verschiedenen kinesiologischen Methoden, die weltweit gelehrt und praktiziert werden. Grundkurse sind Touch for Health, Edu-Kinesiologie/Brain-Gym, die One-Brain- bzw. Three-in-One-Serie. Daneben gibt es viele andere umfassende Programme, die einen mit dem Schwerpunkt Lernen, Koordination von Hirnbereichen und neuraler Organisation, andere mit dem Schwerpunkt Physiologie, Medizin oder Psychologie. Weitere sind energetisch-elektrisch bis zu den wissenschaftlichen Programmen, die mit Physik und Chemie erklärt werden. Es gibt auch eine „christliche Kinesiologie". Alljährlich finden weltweit mehrere internationale Kongresse statt, wo Neulingen auf diesem Gebiet die alten bewährten Methoden sowie ihre

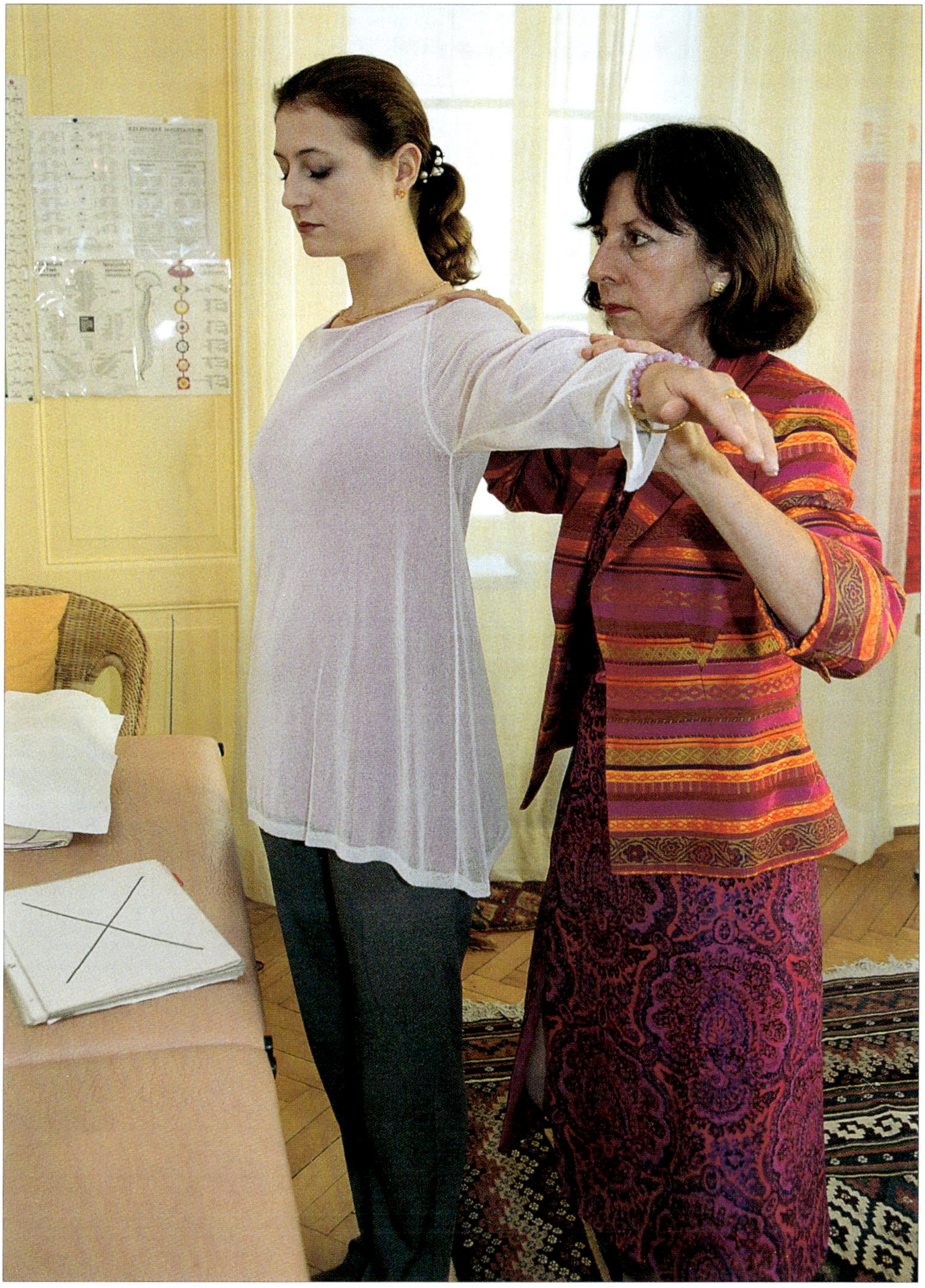

Als Indikatormuskel wird häufig der große Deltamuskel getestet.

Begründer vorgestellt wie auch neueste Forschungen präsentiert werden.
Kodierung: Speicherung erstmaliger Reaktionen auf Störungen und Ereignisse. Die Kodierung bewirkt, dass später in ähnlichen oder vermeintlich ähnlichen Situationen immer auf dieselbe Art reagiert wird, als unangemessene unerwünschte Reaktion. Diese Kodierung kann durch kinesiologische Korrekturen geändert werden.
Kommunizierende Netzwerke: Die heutige Sichtweise des menschlichen Organismus im Zusammenspiel mit der Umwelt. Auch der Körper selbst besteht aus vielen solcher physiologischen, nervlichen und anatomischen Netzwerke. Diese Systeme sind nach moderner Definition komplex und dissipativ und folgen nicht linearen oder kausalen Gesetzen (siehe auch Léon Susswein „Wissenschaftliche Grundlagen der Gesamtkinesiolgoie".
Körperweisheit: Die Instanz im Körper, die am besten weiß, was gut ist für mich. Wie der Arzt und Psychiater David Hawkins in seinem Buch „Die Ebenen des Bewusstseins" schreibt, betrachtet er die Kinesiologie als „Interface"-Schnittstelle zwischen zwei Realitäten – der physischen einerseits und der geistig-spirituellen andererseits. Er testete dann mit seinen Studenten jede erdenkliche Substanz, jeden Gedanken, jedes Konzept aus und fand heraus, dass bei allen Teilnehmern der Körper schwach auf negative Stimuli wie fluoreszierende Lampen, Umweltgifte, künstlichen Süßstoff usw. antwortete. Zu seinem Erstaunen stellte er ebenfalls fest, dass Personen, die selbstbewusster wurden und sich geistig-seelisch höher entwickelt hatten, von solchen Stoffen nicht mehr sofort geschwächt wurden. Somit betrachtet er die Kinesiologie als Instrument, um die Menschheit als Ganzes zu einer höheren Entwicklungsstufe zu bringen. Körperweisheit ist diejenige Instanz in jedem, die auf den Muskeltest antwortet, manchmal mit überraschenden oder sogar erschütternden Antworten.
Korrektur: Siehe „Stärken", das energetische Abfahren eines Meridians, Stimulation von bestimmten Punkten am Körper oder auf dem Energiefeld, eine Übung.

L

Lateralität fördern: Alles was dazu beiträgt, dass beide Hinhälften bzw. alle Hirnbereiche, linke und rechte Körperseite beteiligt sind. Also alle Übungen zur besseren Koordination wie z. B. Überkreuzübungen, liegende Acht usw.
Lernberater/in: In Deutschland gebräuchliche Berufsbezeichnung für KinesiologInnen.
Lernen: In der Kinesiologie ist vieles lernbar: bessere Gesundheit, Konzentration, Gedächtnis, besserer Umgang mit Allergien, mit Mitmenschen, besseres schulisches Lernen, Verhaltensänderungen. Die Kinesiologie versteht sich deshalb als Praktische Pädagogik und wird in Deutschland auch so definiert.

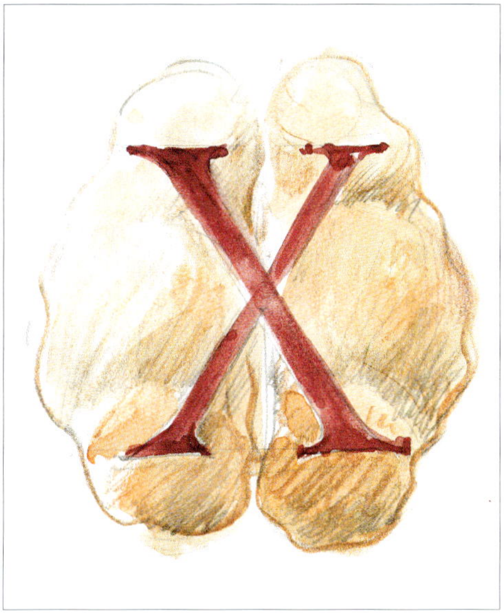

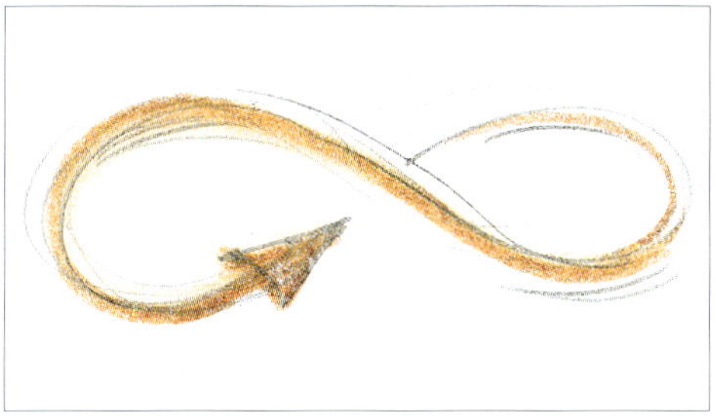

Lateralität kann durch Übungen wie das Anschauen eines X oder einer Liegenden Acht, mit den Augen ausgeführt, gefördert werden.

Listen zum Austesten mit dem Muskeltest: Listen mit Nahrungsmitteln, mit Tees, mit Bachblüten, mit Aussagen oder Behauptungen emotionaler Natur, die das Selbstwertgefühl oder „Sabotagesätze" beschreiben, mit Zielsätzen irgendwelchen Inhalts, der relevant sein könnte für einen Klienten. Geübte Kinesiologen, die gewohnt sind, schnell und neutral zu arbeiten, können diese Listen mit dem Muskeltest am Klienten durchtesten. Er zeigt an, wo sich ein für den Klienten relevantes Thema / Sache / Hilfsmittel / Aussage / Kernproblem usw. befindet.

M

Magnete: Werden von Fall zu Fall angewendet, um die in den Meridianen fließende elektrische Energie umzuleiten.
Meridiane: Feinstoffliche Energieleitungen im Körper, in denen die elektrische Lebensenergie „Chi" fließt. Die kinesiologischen Behandlungen zielen darauf ab, Blockaden in den Meridianen aufzulösen, den Energiefluss auszugleichen durch Stimulation von bestimmten Akupunkten auf dem Meridiansystem.
Minderwertigkeitsgefühl: Gefühl der Wertlosigkeit bzw. der Unfähigkeit, die Anforderungen im Alltag bewältigen zu können. Die Betroffenen haben Schwierigkeiten, eventuell vorhandene Mängel für sich persönlich zu akzeptieren, seien diese real vorhanden oder auch nur angenommener Natur.
Minderwertigkeitskomplex: Psychische Störung, die zu Kompensationsverhalten wie Aggressivität oder Selbstverweigerung führen kann.
Multifaktorielle Untersuchung: Untersuchung zum gleichzeitigen Einfluss verschiedener Variablen auf denselben Vorgang. Eine solche multifaktorielle Untersuchung ist methodisch wesentlich schwieriger durchzuführen als die traditionelle Einfaktoren-Untersuchung.

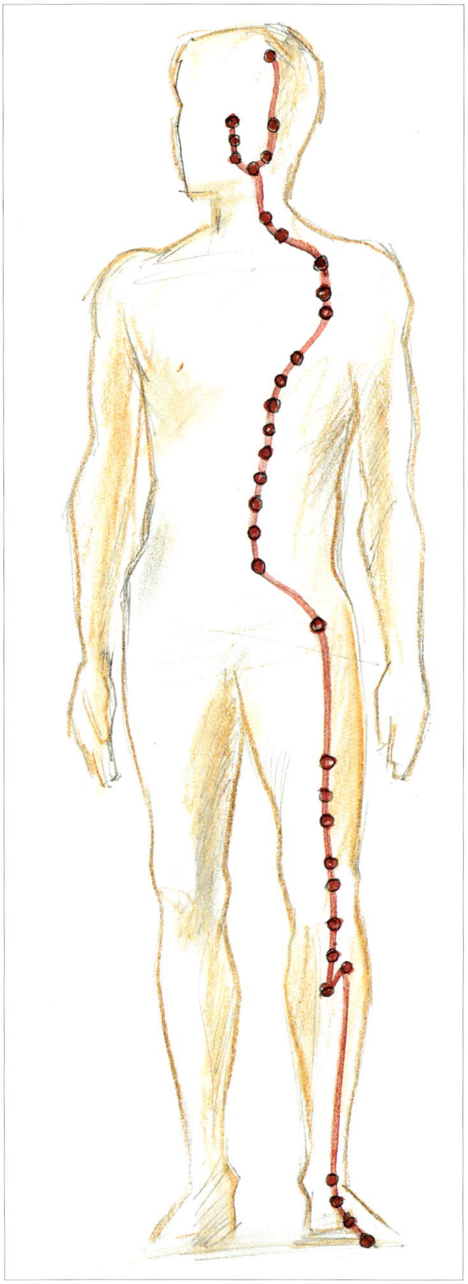

Im Meridian fließt die Energie; durch das Halten von Akupunkten oder anderweitige Stimulation kann die blockierte Energie zum Fließen gebracht werden.

N

Nahrungsmittel: Sie haben eine große Wirkung auf das Wohlbefinden und den Energiezustand des Menschen. Es gibt individuell unterschiedlich nützliche, neutrale und schädliche Lebensmittel.

Neubahnung: Siehe Bahnung, Hirnintegration. Entweder ein elektrisches oder elektromagnetisches Umleiten von Lebensenergie durch Stimulation oder Halten von Punkten oder eine Serie von Überkreuz- und Marschierübungen („Bahnung der Seitigkeiten nach Dennison“).

Neurolymphatische Punkte (NL): Befinden sich meistens neben der Brust- oder der Rückenwirbelsäule. Die im Touch-for-Health-System angegebenen Wirkungsbereiche der einzelnen Punkte entsprechen in etwa den von den einzelnen Wirbeln ausgehenden Nerven und den damit zusammenhängenden Funktionsbereichen. Sie werden stark gerieben, bringen dadurch die stockende Lymphflüssigkeit wieder zum Fließen, was sofortige Erleichterung bringt.

Neurophysiologie: Forschung, die sich mit der Physiologie – der Physik und Chemie biologischer Systeme – des Nervensystems beschäftigt.

Neurotransmitter: Überträgersubstanzen im Nervensystem.

Neurovaskuläre Punkte: Punkte am Kopf, die für 30 Sekunden bis 1 Minute gehalten werden. Sie beeinflussen das Kapillarsystem und lenken die Energie zu bestimmten Hirnbereichen.

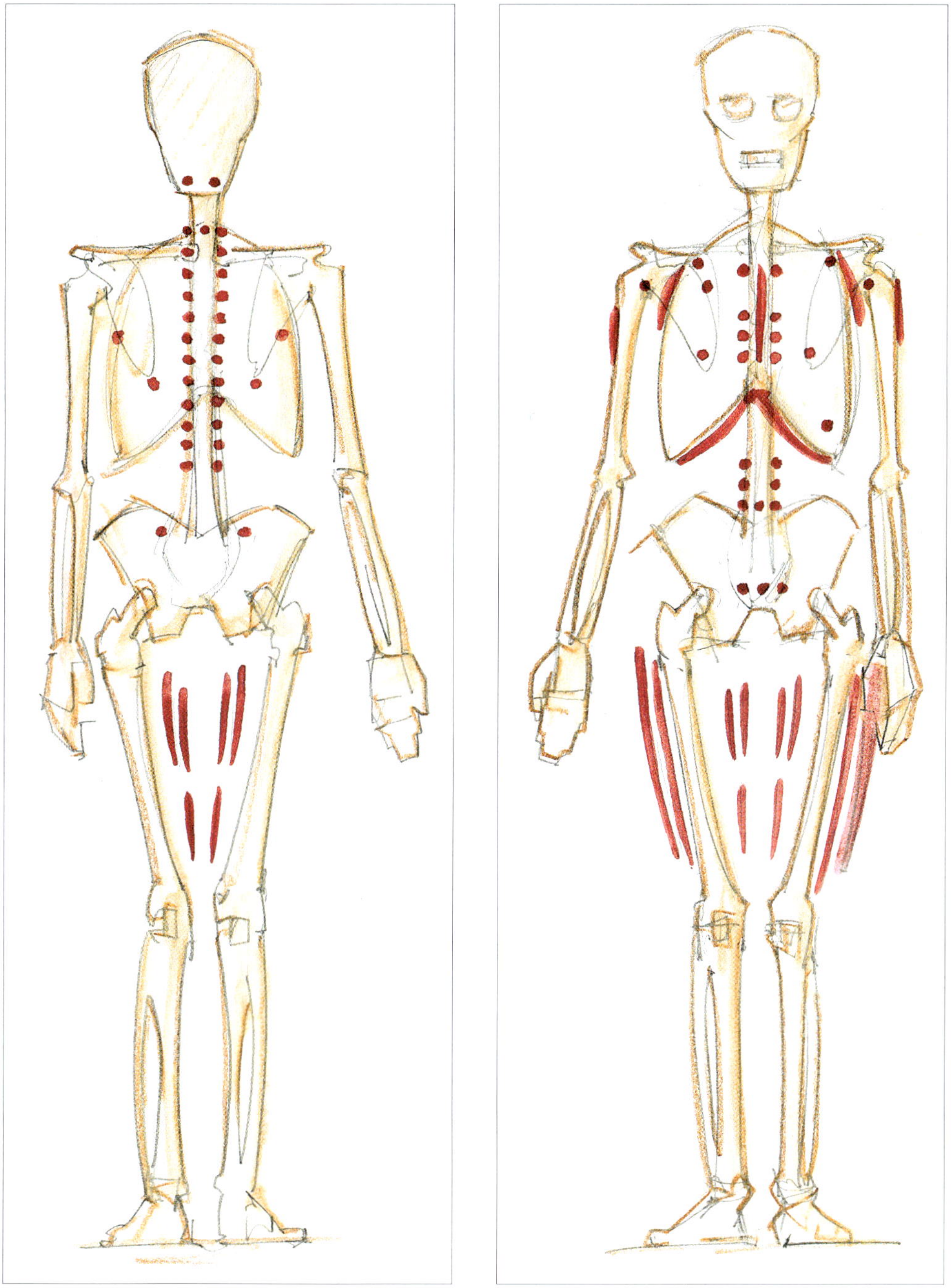

Neurolymphatische Punkte werden meistens stark stimuliert (gerieben). Die beiden Abbildungen zeigen alle neurolymphatischen Punkte für sämtliche Testmuskeln.

Nocebo: Gegenteil von „Placebo". Negative Einstellung zur Behandlung, zum Therapeuten, zum Medikament, zum Leben allgemein, hat den angestrebten Effekt: Die Therapie nützt nichts, der Behandler ist inkompetent, das Leben ist krankmachend. Nocebo oder Placebo allein machen nicht krank oder gesund, spielen aber eine bisher weit unterschätzte Rolle.
NOT = Neurale-Organisations-Technik: Nach dem Chiropraktiker Dr. Carl Ferreri, New York. Ein System, das chiropraktische und kinesiologische Techniken verbindet: Aktivieren von Reflexpunkten, Neueinstellung von Stellreflexen, Verbesserung der internen „Verkabelung". Dient der Lernförderung, Stärkung des Immunsystems, auch gegen Allergien aller Art, zum Schmerzabbau, für tief gehende emotionale Neuorientierung anwendbar. Die Technik wird besonders geschätzt von allen, die in der Familie oder beruflich mit Behinderten zu tun haben.

P

PACE: Positive, Active, Clear and Energetic, so soll ein Ziel bzw. ein Zielsatz sein. Ob er dies ist, wird mit dem Muskeltest erfragt und bestätigt. Es heißt auch, dass der Körper vorausgehend getestet wurde, ob er klare Antworten gibt mit dem Muskeltest, ob also ein „Ja" wirklich ein „Ja" und ein „Nein" wirklich ein „Nein" ist, ob genügend Wasser getrunken wurde, um die Zuverlässigkeit der Antworten zu gewährleisten.

Phobien: Krankhafte Ängste, die einen daran hindern, frei zu leben und bei normalen Aktivitäten mitzuhalten. Viele Phobien können verblüffend einfach, in Sekundenschnelle mittels einer einfachen Technik (dem Klopfen von bestimmten Akupunkten während man an die Angst denkt) gelöst werden.
Placebo: Scheinmedikamente wirken! Die Erwartung, dass ein Medikament wirkt, hat heilsame Wirkung. Diese Erwartung aktiviert bestimmte Hirnareale und setzt, unabhängig von der Realität, eine Anzahl körperlicher Reaktionen in Gang. Statt über diese Mechanismen zu spotten, sollte man sie ernst nehmen und konstruktiv einsetzen. Mit genügend Vorstellungsgabe, mentaler Zielsetzung, Visualisation, positiven Emotionen und Erwartungshaltungen können die Selbstheilungskräfte besser wirken (siehe auch „Nocebo" und „Psychoneuroimmunologie"). Wissenschaftliche Studien über Placebo-Effekte von Medikamenten kamen zu folgenden Resultaten:

- Herz-Patienten, die ein Scheinmedikament nahmen, lebten länger, wenn sie dieses Placebo regelmäßig einnahmen, als diejenigen, die dasselbe Placebo nur unregelmäßig einnahmen.
- Das „World Journal of Surgery" publizierte eine Studie, die eine Chemotherapie geprüft hatte. Einem Drittel der Patienten, denen harmloses Salzwasser statt agressiver Chemotherapie gespritzt wurde, fielen büschelweise Haare aus.

- Bei 42 % der Patienten, die vermeintlich ein neues Haarwuchsmittel anwendeten, sprossen neue Haare, auch wenn die geschluckten Zuckerpillen ohne Wirkstoff waren.
- Nach einem Bericht der „Herald Tribune“ wirkt der Placebo-Effekt sogar bei Operationen: In einer Studie über Eingriffe am Knie wurde entweder operiert, das Gelenk nur ausgewaschen oder aber außer Schnitten in die Haut gar nichts gemacht. Resultat: Nach zwei Jahren berichteten gleich viele nur scheinbar operierte Patienten über Besserung wie jene, die tatsächlich operiert worden waren.
- Japanische Forscher rieben 13 gegen Gifteiche allergischen Patienten einen Arm mit giftigen und den anderen mit harmlosen Blättern ein. Den Patienten gaben sie aber an, die harmlosen seien giftig und umgkehrt. Alle 13 Personen reagierten auf die harmlosen Blätter, also am falschen Arm. Nur zwei reagierten auch auf die giftigen Blätter!

Professional Health oder Kinesiology Practitoner – PHP oder PKP: Eine von den neuseeländischen Ärzten Bruce und Joan Dewe entwickelte sehr umfassende vierteilige Kursserie. Das Programm enthält viele Techniken aus der Angewandten Kinesiologie, der Psychologie, der Physiotherapie, der Chiropraktik, der Edu-Kinesiologie bzw. Brain Gym, der Three-in-One-Serie sowie bewährte Techniken aus alten Heilverfahren, energetischen und spirituellen Traditionen aller Kulturen.

Programme: Siehe Erläuterungen Seite 29 ff.

Programmierung: Siehe Erläuterungen Seite 29 ff.

Priorität: Mit dem Muskeltest wird der Körper gefragt, was heute, im jetzigen Moment Priortät hat. Dies kann etwas ganz anderes sein, als der Klient oder der Kinesiologe geglaubt hat. Es kann auch sein, dass das Ziel, das der Klient mitbringt, tatsächlich das Wichtigste ist, dass aber zuerst ein Ausgleich des Energiesystems nötig ist.

Psychoneuroimmunologie: Neuer Forschungszweig, der die Zusammenhänge zwischen Psyche, Nervensystem, Hirnfunktionen und Immunsystem untersucht, insbesondere inwieweit die Gesundheit durch das Denken beeinflusst werden kann.

Psychosomatik: Effekt, den die Psyche auf den Körper (griech. „soma“) ausübt.

R

Reflexpunkte: Punkte auf dem Körper, die in einem energetischen Zusammenhang mit Muskeln, Organen, Sehnen, Knochen, Nerven oder Emotionen stehen. Am bekanntesten sind die Fußreflexzonen. In der Kinesiologie arbeitet man mit neurolymphatischen, neurovaskulären, elektromagnetischen Punkten, Akupunktur- und Resonanz-

punkten. Es gibt daneben viele andere Systeme.
Resonanzpunkte: Erstmals so benannt von Léon Susswein, dem Entwickler der „Global- oder Gesamtkinesiologie". Er geht davon aus, dass es nicht nur Reflex- und Akupunkte gibt, sondern dass im Hinblick auf ein Ziel oder Thema jedes Mal andere Punkte am Körper die höchste elektrische Resonanz haben. Das Halten dieser Punkte bewirkt die effektivste Neuverteilung von Energie. Zitat aus Léon Sussweins Buch „Die wissenschaftlichen Grundlagen der Gesamtkinesiologie": „Messungen an der Hautoberfläche haben gezeigt, dass das elektromagnetische Signal, das einer Gehirnaktivität oder einem Gedanken zugehört, eine Stärke von einigen Microvolt aufweist. Durch das Berühren einer Zone maximaler elektromagnetischer Aussendung, die mit einem Stimulus oder einem bestimmten Gedanken zusammenhängt, wird das Signal ungefähr 1500–2000-mal verstärkt. So ist es möglich, die minimale Speicherungsschwelle zu überschreiten und in den Bereich von Millivolt zu gelangen. Es genügt, solche Punkte auf den Zonen mit maximaler elektromagnetischer Resonanz zu halten, um Stressfaktoren zu neutralisieren."

S

Saboteure, Sabotageprogramm: Was einen hindert, ein Ziel zu erreichen, die guten Vorsätze durchzuhalten. Beispielsweise negative einschränkende Glaubenssysteme, Rollenkonflikte, Hirnbereiche, die nicht zusammenarbeiten, „Ich werde nie können ..."
Schutzmechanismen: Die Fähigkeit eines Individuums, sich gegen unangenehme Einflüsse zu schützen, was meist automatisch erfolgt.
Stärken: Alles, was eine Stärkung des Energiesystems bewirkt: Übungen, Zielsätze, Stimulation von Muskeln oder Reflexpunkten, Diät usw.
Stirnpunkte: Siehe ESR, neurovaskuläre Punkte.
Stress: Alles, was als Belastung empfunden wird: vom Klima über unangenehme Mitmenschen, Arbeitsüberlastung, falsche Ernährung bis zur Krankheit.
Stressabbau: In der Kinesiologie gibt es Dutzende von Stressabbautechniken. Siehe *Korrekturen, Kodierung.*
Surrogat: Eine zwischengeschaltete Person, die die Stelle anderer, sonst nicht testbarer Menschen oder Lebewesen einnimmt (Alte, Kleinkinder, Kranke, Tiere, Pflanzen).

T

Thalamus: Zentral liegender Gehirnteil, der heute in der Schulmedizin als wahrscheinliches Zentrum unseres Bewusstseins gilt. Fehlfunktionen sind häufig die Ursache für chronische Schmerzkrankheiten.
Tibetische Acht: Eine aus der tibetischen Heiltradition übernommene Technik zur Stärkung und Schließung

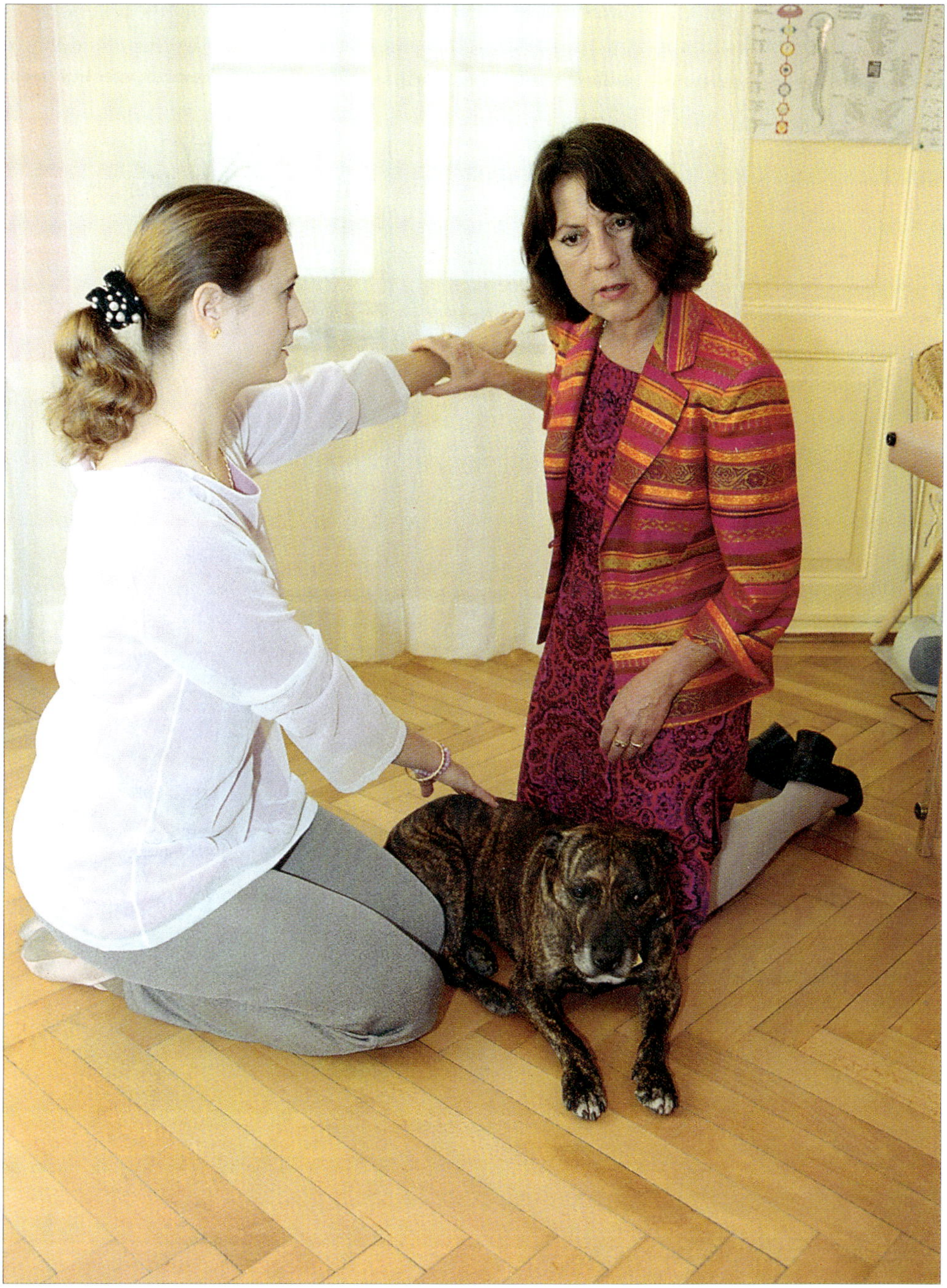

Was braucht dieser Hund? Durch eine Surrogatperson, die als „Übersetzer“ z. B. für ein Tier fungiert, können nicht testbare Lebewesen befragt werden, was sie zum besseren Wohlbefinden brauchen.

des Energiefelds. Die Figur einer liegenden Acht (der Lemniskate) wird im Abstand von einigen Zentimetern über den Extremitäten ausgeführt. Zuerst wird mit dem Muskeltest ermittelt, welche Richtung stärkend bzw. schwächend wirkt.

Tonbalance: Manchmal können Blockaden durch das stimmliche Erzeugen von Tönen gelöst werden: lachen, stöhnen, weinen, schreien.

Touch for Health: Das erste Kinesiologie-System, entwickelt von den Chiropraktikern George Goodheart und Jon Thie. Enthalten sind die Lehre von den Meridianen, dem Energiefluss durch die chinesischen Fünf Elemente, ihr Zusammenhang mit Muskeln, Organen und Reflexpunkten. Getestet werden 42 Muskeln, die Auskunft geben über den körperlichen und energetischen Zustand eines Menschen. Gelehrt wird ferner das Ausblancieren von körperlichen, seelischen und geistigen Fehhaltungen.

Trauma: Unerwartetes Ereignis, das einen körperlichen oder seelischen Schaden hinterließ.

Two-pointing: In der Kinesiologie häufig verwendete Technik. Legt man bei der Untersuchung die Hand auf ein erkranktes Organ, wird der Indikatormuskel schwach. Wenn der Indikatormuskel wieder stark wird, sobald die freie Hand des Patienten auf eine zweite Stelle gelegt wird (Two-pointing), bedeutet dies, dass ein Ursachenzusammenhang zwischen beiden Stellen besteht. Hat der Patient z. B. Herzbeschwerden und der Indikatormuskel wird bei Berühren des Herzens schwach, aber wieder stark, wenn die Stelle berührt wird, an der ein Weisheitszahn gezogen wurde, bedeutet dies:
Eine krankmachende Veränderung im früheren Weisheitszahnbereich ist die Ursache oder eine der Ursachen für die Herzbeschwerden.

U

Über-Ich: Diesen Ausdruck prägte Sigmund Freud in seiner Persönlichkeitstheorie. Er besagt, dass es im Gehirn einen Platz gibt, wo alle Glaubens- und Zielsätze, Haltungen, Gedanken und Gefühle unserer Eltern oder deren Stellvertreter, wie Lehrer usw. „verinnerlicht“ sind. Werden diese nicht bewusst überprüft und nur einschränkend ausgelöscht, läuft das Leben der betreffenden Menschen nach den Idealen der Eltern usw. ab – oder in Reaktion darauf. Das Über-Ich ist nach psychologischen Erkenntnissen oft kritisch, zynisch, selbstbestrafend, negativ, angstvoll und einengend. Mithilfe der Kinesiologie, speziell der Psycho-Kinesiologie, kann man ein neues, lebensbejahendes Über-Ich schaffen.

Überkreuzübungen: Körperliche gymnastische Übungen, die das Überkreuzen bzw. das bessere Zusammenarbeiten von Hirnhälften bzw. -bereichen bezwecken. Alle Übungen, die man überkreuz ausführen kann, also auch alle Varianten der Liegenden Acht.

Überkreuzfunktionen: Das Gehirn ist mit dem Körper über Kreuz verschaltet. Die linke Hirnhälfte kontrolliert die rechte Körperseite, die rechte Hirnhälfte die linke. Manchmal sind diese Verbindungen mangelhaft, schlechte Lernfähigkeit und Konzentration sind die Folge. Ein Hauptanwendungsgebiet der Edu-Kinesiologie, des Brain Gym, ist die Verbesserung dieser Funktionen durch gezielte Übungen. Siehe auch Lateralität, Überkreuzübungen.
Ursprungstrauma: Traumatische Ereignisse, die ein Patient während seines Lebens erfährt, sind meist die Wiederholung eines Traumas, das in früher Kindheit stattfand. Dieses erste Ereignis gleicher Art bezeichnet man als „Ursprungstrauma".

V

Vagus: Ein „Ast" des parasympathischen Nervensystems.
Verankern: So wird das Festhalten eines Ziels oder einer Frage im Körper genannt. Meistens geschieht dies durch einen Muskeltest, der anfangs schwach testet oder ausgeschaltet ist und am Ende der Behandlung stark testet, also eingeschaltet ist. Verankern kann aber auch ein kleines Rollenspiel sein – wenn möglichst viele Sinne beteiligt sind, lernt der Mensch im Sinne der Ganzheit am besten.
Visualisierung: Eine wichtige Technik, die beim Stressabbau begleitend angewendet wird. Während Punkte am Körper gehalten werden – häufig die

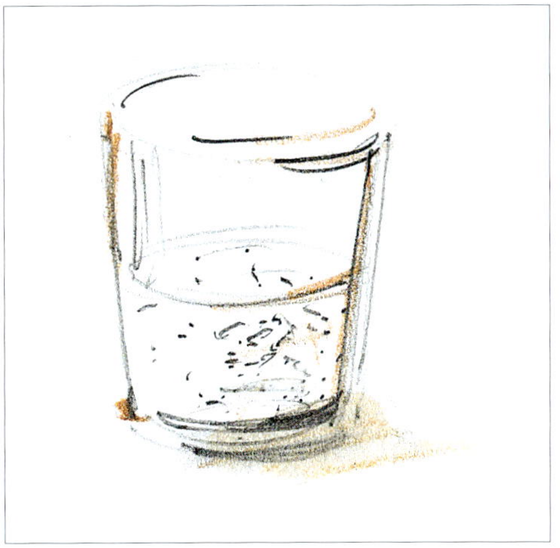

Wasser verhilft zu besserer Kommunikation, Konzentration, elektrischer Leitfähigkeit und ist deshalb wichtigste Voraussetzung zu Beginn einer kinesiologischen Beratung.

Stirnpunkte – stellt man sich im Detail das gewünschte positive Resultat, die Lösung vor.

W

Wasser trinken: Die wichtigste Voraussetzung für erfolgreiches Muskeltesten. Wasser erhöht die Leitfähigkeit im Körper, verbessert die interne Zellkommunikation, also Konzentration, Gedächtnis und Sauerstoffaufnahme. Unklare Rücken-, Kopf- und andere Schmerzen können die Folge von Wassermangel sein. Wasser trinken ist daher die erste Brain-Gym-Übung und auch die einfachste Stressabbauhilfe.
Wellenträger: Mittel, die auf der Schwingungsebene wirksam sind, z. B. Radiofrequenzen, Stimmgabeln,

Licht, Laser usw. Siehe auch *Begleit- oder Hilfsmittel*. Diese Mittel werden während einer Balance oder Korrektur eingesetzt, um die Behandlung zu unterstützen und zu vertiefen.

Y

Yoga: Altes indisches Heilsystem, dessen heute bekanntester Teil die Yoga-Körperpositionen sind.

Z

Zahnsanierung: Entfernung aller Störfelder im Zahn- bzw. Kieferbereich (Fachausdruck aus der Neuraltherapie).
Zielsätze: Siehe dazu Erläuterung „Affirmationen".
Zentralnervensystem: Gehirn und Rückenmark.

Praktische Aspekte zur Ausbildung und nützliche Adressen

Einzelsitzung, Gruppenkurse

Eine Einzelsitzung dauert von 45 Minuten bis zu einer Stunde, die Kosten sind unterschiedlich (ca. 100–150 DM). Für die meisten Themenbereiche oder Probleme sind vier bis sechs Sitzungen ausreichend, um eine nachhaltige Veränderung zu bewirken. Zusätzlich werden Übungen vorgeschlagen, die zu Hause wiederholt werden, außerdem vielleicht Änderungen in der Lebensführung, Lebenseinstellung und in den Verhaltensmustern. Diese Änderungen können dank Kinesiologie leichter, zum Teil auch beschwingter in Angriff genommen werden, als dies sonst der Fall wäre. Obwohl seriös und tiefenwirksam, geht es in einer kinesiologischen Stunde häufig weder schwermütig noch todernst zu.

Wie finde ich qualifizierte KinesiologInnen und Kurse

Qualifizierte KinesiologInnen und Kurse findet man über die Berufsverbände. In Deutschland ist das *Institut für Angewandte Kinesiologie* eine erste Adresse. Das *Institut für Angewandte Kinesiologie* veranstaltet laufend Kurse in Edu-Kinesthetic, Touch for Health (Gesund durch Berühren) und in weiteren Bereichen der Angewandten Kinesiologie. Das Institut ist ständig bemüht, durch engen Kontakt mit den Pionieren der Methode aus dem Ursprungsland, den Vereinigten Staaten, die neuesten Forschungen in den Entwicklungen auf dem Bereich der Angewandten Kinesiologie zu integrieren. Ein weiteres Anliegen ist die Veröffentlichung von Literatur zum Thema, um eine möglichst große Verbreitung der Angewandten Kinesiologie auch im deutschsprachigen Raum zu ermöglichen.

- Institut für Angewandte Kinesiologie
  Eschbachstrasse 5
  D-79199 Kirchzarten
  Tel. 07661/9871-0
  Fax 07661/9871/49

Ferner:

- Deutsche Gesellschaft für praktische Pädagogik e. V.
  Pilsenseedstr. 2
  D-82229 Seefeld
  Tel. 0815279078

Über diese Adressen erhält man nützliche Informationen und Auskunft über Berufsverbände usw.
In der Schweiz wendet man sich an folgende Verbände:

- Schweizerischer Berufsverband f. Kinesiologie I-ASK
  Postfach 60.
  4004 Basel
  Tel./Fax 061 971 75 16

- Schweizerischer Berufsverband der Kinesiologinnen und Kinesiolgogen SBVK
  Klosbachstr. 103
  8032 Zürich
  Tel. 01 262 10 72

In diesem Verband sind AbsolventInnen der Schule des Institus für Kinesiolgie in Zürich zusammengeschlossen.

Die Berufsverbände in der Schweiz führen Prüfungen durch.

A-Level-TherapeutInnen haben mindestens 500 Stunden berufsbegleitende Ausbildung hinter sich, einen Massage-Kurs, müssen eine schriftliche Arbeit abliefern und werden praktisch geprüft. Wenn sie allen Anforderungen genügen, dürfen sie sich fortan A-Mitglieder des Berufsverbandes nennen und werden z. B.: in der Schweiz zu ca. 75 % von den Krankenkassen aus der Zusatzversicherung für alternative Heilmethoden bezahlt.

Die Krankenkassen drängen jedoch auf verbesserte Ausbildung in den Bereichen Anatomie und Physiologie. Dies ist für die Kinesiologie zwar nicht unbedingt notwendig (da wir auf der Energieebene arbeiten), aber sicher immer interessant und nützlich. Es kann auch wichtig sein, energetische Störungen von medizinischen zu unterscheiden, medizinische Störungen, die in die Hände eines Arztes gehören, wenigsten zu erkennen, damit die Klienten keine notwendige Behandlung versäumen.

Beide Berufsbverbände senden auf Anfrage Listen von A-Therapeuten sowie von erfahrenen Kursleitern.

Auskunft über österreichische Berufsverbände, Seminare und Veranstaltungen erteilt:

- Raffael von Assche
  Wiener Schule für Kinesiologie
  Frimbergergasse 6–8
  A-1180 Wien
  Tel. 0043/1/8793836

Ausbildung

Es gibt Dutzende von Kursen in der Kinesiologie. Alle sind zugleich zum Erlernen der Grundlagen sowie zur Selbsthilfe, zum eignen Nutzen gedacht. Um einige zu erwähnen:

- *Touch for Health I–IV:* Grundlagen der Angewandten Kinesiologie, Voraussetzung für alle Arten von Kinesiologie und sonstigen energetischen Methoden.
- *Three-in-One-Serie* auch One-Brain-Kurse genannt: Mischung von chiropraktischen Techniken, Lerntechniken, emotionaler Stressablösung.
- *NOT* – Neurale Organisationstechnik nach Dr. Carl Ferreri: Verbesserung der körperinternen neurologischen Koordination. Korrekturen der Reflexe des Zentralen Nervensystems.
- *Edu-Kinesiolgie oder Brain Gym*: Lernen durch Bewegung – Programm von ca 30. Übungen für besseres Lernen, „Gehirnintegration", „Neubahnung".

- *Global- oder Gesamt-Kinesiologie*: entwickelt von Léon Susswein, (Professor der Informatik, Chemie und Physik) in Brüssel: Die wissenschaftliche Methode, die den Menschen als Netzwerk physiologischer Systeme sieht. Erklärt wird alles mit Kommunikationstheorie, Chaostheorie, moderner Physik, Chemie und Begriffen aus der Informatik.
- *Health Kinesiolgie*: entwickelt von Dr. Jimmy Scott. Entwicklung der elektromagnetischen Aspekte der Kinesiologie. Ein sehr umfassendes, gründliches und zuverlässiges System. Die Global-Kinesiologie von Léon Susswein beruht auf der Health Kinesiologie.

Zum Einstieg und zur Selbsthilfe sind eine Probestunde oder ein Grundkurs zu empfehlen.

Noch ein Tipp: Die in diesem Buch beschriebenen Farbbrillen sind erhältlich bei:

- Verlag Hermann Bauer
  Kronenstraße 2
  79100 Freiburg i. Br.
- Institut für Psycho-Kinesiologie
  Waldächerstraße 27
  70435 Stuttgart

Weiterführende Literatur

Achterberg, Jeanne: Gedanken heilen. Die Kraft der Imagination. Grundlagen einer neuen Medizin, Reinbek 1990

Bach, Edward: Die Heilende Natur, München [7]1990

Baumgart, Gert: Kinesiologie. Mit voller Kraft durchs Leben. Die einzigartige Methode zur Stärkung der körperlichen, seelischen und geistigen Energien, München 1997

Blakeslee, Thomas R.: Das rechte Gehirn, Braunschweig 1992

Blome, Götz: Das neue Bach-Blüten-Buch, Freiburg i. Br. 1992

Callahan, Roger: Leben ohne Phobie. Wie Sie in wenigen Minuten angstfrei werden, Freiburg i. Br. 1995

Conner, J. O./Seymour, J.: Neurolinguistisches Programmieren. Gelungene Kommunikation und persönliche Entfaltung, Freiburg 1995

Dahlke, Rüdiger: Krankheit als Sprache der Seele, München 1992

Dahlke, Rüdiger/Dethlefsen, Thorwald: Krankheit als Weg, München 1983

Decker, Franz/Bäcker, Brigitte: Kinesiologie mit Kindern. Mit neuer Rechtschreibung, Berlin [2]1998

Dennison, Paul E.: Befreite Bahnen, Freiburg i. Br. [6]1991

Dennison, Paul/Dennison, Gail: Edu-Kinestetic. Für Kinder, Freiburg i. Br. [5]1991

Dennison Paul/Dennison, Gail: Brain-Gym, Freiburg i. Br. [2]1991

Diamond, John: Der Körper lügt nicht, Freiburg i. Br. [10]1994

Diamond, John: Die heilende Kraft der Emotionen, Freiburg i. Br. [5]1991

Dobler, Günter: Kinesiologie, Stuttgart 1999

Dossey, Larry: Heilende Worte. Die Kraft der Gebete und die Macht der Medizin, Südgellersen 1995

Ellenberger, Henry F.: Die Entdeckung des Unbewußten. Geschichte und Entwicklung der dynamischen Psychiatrie von den Anfängen bis zu Janet, Freud, Adler und Jung, Zürich 1985

Endrös, Robert: Die Strahlung der Erde und ihre Wirkung auf das Leben, Remscheid 1988

Ertl, Antje: Kinesiologie – Gesund durch Berühren, München 1996

E-Stoffe: Von großen Umwelt- und Verbraucherorganisationen herausgegebener Führer über die von der Nahrungsmittelindustrie verwendeten Ergänzungsstoffe, o. O. u. o. J.

Flade, Sigrid: Neurodermitis natürlich behandeln. Mit Richtlinien für eine wirkungsvolle Diät und mit weiteren Anleitungen für die Behandlung zu Hause, München 1994

Flade, Sigrid: Seelische Störungen natürlich behandeln. Körperliche Ursachen von Erschöpfungszuständen, Konzentrationsstörungen, Depressionen, Reizbarkeit, Aggressivität, Hyperaktivität erkennen und gezielt behandeln. Ärztlicher Rat, praktische Hilfen, München 1992

Förder, Gabriele/Neuenfeld, Gabriele: Kinesiologie. Leben mit ganzer Kraft. Wohlbefinden durch Energiebalance. Positiv und wach durch den Alltag, München 1999

Gibran, Khalil: Der Prophet, Berlin 1964

Goldschmidt, Annemarie: Alles klar mit Kinesiologie. Hellwach und voller Energien durch den Alltag, Freiburg i. Br. 1998

Goleman, Daniel: EQ. Emotionale Intelligenz, München 1996

Grof, Stanislav: Das Abenteuer der Selbstentdeckung. Heilung durch veränderte Bewußtseinsstände, Reinbek 1994

Grüber, Isa: Harmonie für Körper und Seele – Kinesiologie. Mit der chinesischen Energielehre innere Blockaden lösen. Gezielte Übungen für Gesundheit und Wohlbefinden, München 1998

Grüber, Isa: Praxisbuch Kinesiologie. Mehr Energie für Körper und Seele, München 1998

Grünn, Hans: Die innere Heilkraft, Düsseldorf 1990

Hannaford, Carla: Mit Auge und Ohr, mit Hand und Fuß: Gehirnorganisationsprofile erkennen und optimal nutzen, Freiburg i. Br. 1998

Hawkins, David: Die Ebenen des Bewußtseins, Freiburg i. Br. 1997

Hellinger, Bert: Ordnungen der Liebe, Braunschweig 1994

Hempen, Carl-Hermann: Die Medizin der Chinesen, München 1988

Holdway, Ann: Kinesiologie. Der goldene Schlüssel zur Weisheit des Körpers, Braunschweig 1997

Jonas, Erich/Daniels, Anja: Was Alltagsgespräche verraten. Verstehen Sie limbisch? Wien 1987

Keding-Pütz, Christa: Gesund durch analytische Kinesiologie. Der Muskeltest als Brücke zur ganzheitlichen Heilung, o. O. 1998

Keding-Pütz, Christa: Gesund durch psychologische Kinesiologie. Die Kraft der Psyche als Tor zur Heilung, o. O. 1999

Klinghardt, Dietrich: Lehrbuch der Psycho-Kinesiologie. Ein neuer Weg in der psychosomatischen Medizin, Freiburg i. Br. [3]1999

Klinghardt, Dietrich/Williams, Louisa: Neuralkinesiologie 1 und 2, Freiburg i. Br. 1994

La Tourelle, Maggie/Courtenay, Anthea: Was ist Angewandte Kinesiologie? Freiburg i. Br. 1995

Klivingston, Kenneth: Gehirn und Geist, Heidelberg/Berlin/New York 1992

Koneberg, Ludwig/Förder, Gabriele: Kinesiologie für Kinder. Damit Lernen mehr Spaß macht, München [4]1997

Laszlo, Ervin: Kosmische Kreativität. Neue Grundlagen einer einheitlichen Wissenschaft von Materie, Geist und Leben, Frankfurt a. M. o. J.

Lechner, Johann: Herd, Regulation und Information, Heidelberg 1993

Lesch, Matthias/Förder, Gabriele: Kinesiologie. Aus Stress in die Balance, München 1997

Liberman, Jacob: Die heilende Kraft des Lichts. Der Einfluß des Lichts auf Psyche und Körper, Bern 1995

Lubecki, John: Heile dich selbst. Mit dem Muskeltest Einstieg in die Kinesiologie, München 1995

Markus, Harold H./Fink, Hans: Ich fühle mich krank und weiß nicht warum, München 1990

Markus, Harold H./Fink, Hans: Warum fühle ich mich ständig krank? München 1992

Miketta, Gaby: Netzwerk Mensch. Psychoneuroimmunologie, Stuttgart 1991

Ornstein, Robert/Sobel, David: Das Gehirn, Schlüssel zur Gesundheit, Freiburg i. Br. 1995

Parker, Leila: Das Praxislexikon der Kinesiologie, München 1996

Peck, M. Scott: Der wunderbare Weg. Eine neue Psychologie der Liebe und des spirituellen Wachstums, München 1989

Roberts, Jane: Die Natur der persönlichen Realität, München 1992

Rochlitz, Steven: Die fehlende Dimension: Energiebalance. Mit Kinesiologie gegen Allergien und Candida, München 1989

Rochlitz, Steven: Aus dem Vollen schöpfen, Freiburg i. Br. 1996

Roth, Gerhard: Das Gehirn und seine Wirklichkeit, Frankfurt a. M. 1994

Sagi, Maria/Sagi, Istran: Zur Wissenschaftstheorie der neuen Homöopathie. Das Psi-Feld nach Ervin Laszlo. In: raum & zeit Nr. 81/1996

Schramm, Hans-Jürgen: Psychosomatik und Homöopathie. Symptome, Syndrome, Symbole, Stuttgart 1994

Scott, Jimmy: Allergie und der Weg, sich in wenigen Minuten davon zu befreien, Freiburg i. Br. 1990

Sheldrake, Rupert: Das Gedächtnis der Natur. Das Geheimnis der Entstehung der Formen in der Natur, Bern 1988

Silva, Kim da/Rydl, Do-Ri: Kinesiologie. Das Wissen um die Bewegungsabläufe in unserem Körper. Die Koordination von Gesetzmäßigkeiten und innerer Ordnung, die uns ins Gleichgewicht bringt, München 1993

Stokes, Gordon/Whiteside, Daniel: One Brain. Leichter lernen durch Gehirnintegration, Freiburg i. Br. 51999

Susswein, Léon: Die wissenschaftlichen Grundlagen der Gesamtkinesiologie, Brüssel 1997

Taniguchi, Masaharu: Die geistige Heilkraft in uns. Wesen, Grundsätze und Erfolge des geistigen Heilens, Freiburg i. Br. 1994

Tenelle, Barbara. Ernährung nach den fünf Elementen, Sulzberg 1992

Thie, John F.: Gesund durch Berühren, Touch for Health, Basel 71990

Thompson, Richard F.: Das Gehirn. Von der Nervenzelle zur Verhaltenssteuerung, Heidelberg/Berlin/New York 1990

Tiesel, Brigitte: Energie und Schwung durch Kinesiologie. Mit dem bewährten Übungsprogramm Ängste und Blockaden beseitigen, Berlin 1998

Topping, Wayne W.: Stress Release, Freiburg i. Br. 31991

Topping, Wayne W.: Körperenergie in der Balance, Freiburg i. Br. 1988

Vester, Frederic: Phänomen Stress. Wo liegt sein Ursprung, wann ist er lebenswichtig, wodurch ist er entartet? München 1994

Vester, Frederic: Denken, lernen, vergessen. Was geht in unserem Kopf vor, wie lernt das Gehirn, und wann läßt es uns im Stich? München 1992

Vroon, Piet: Drei Hirne im Kopf. Warum wir nicht können wie wir wollen, Stuttgart/Zürich 1993

Wagner, Franz: Akupressur leicht gemacht. Lebensenergie anregen und harmonisieren. Wirksame Selbsthilfe bei Schmerzen, Behandlung akuter und chronischer Beschwerden. Beschwerdebilder von A bis Z. Behandlungspunkte und Massage-Anleitung in Übersichten, München 1992

Warnke, Fred: Der Takt des Gehirns. Wie Sie Informationen schneller verarbeiten, Freiburg i. Br. 1995

Watzlawick, Paul: Wie wirklich ist die Wirklichkeit? Wahn – Täuschung – Verstehen, München [22]1996

Weber, Günthard: Praxis des Familien-Stellens nach Bert Hellinger, Donauwörth 1998

Die Autorin
Katharina B. Gattiker wurde 1944 geboren. Nach längeren Auslandsaufenthalten in England und Honkong war sie zehn Jahre lang als Journalistin und Redakteurin tätig. Seit 15 Jahren widmet sich die Autorin dem Studium und der Anwendung energetischer Disziplinen. Sie betreibt in Zürich eine eigene Kinesiologie-Praxis und bildet angehende KinesiologInnen aus.

Register